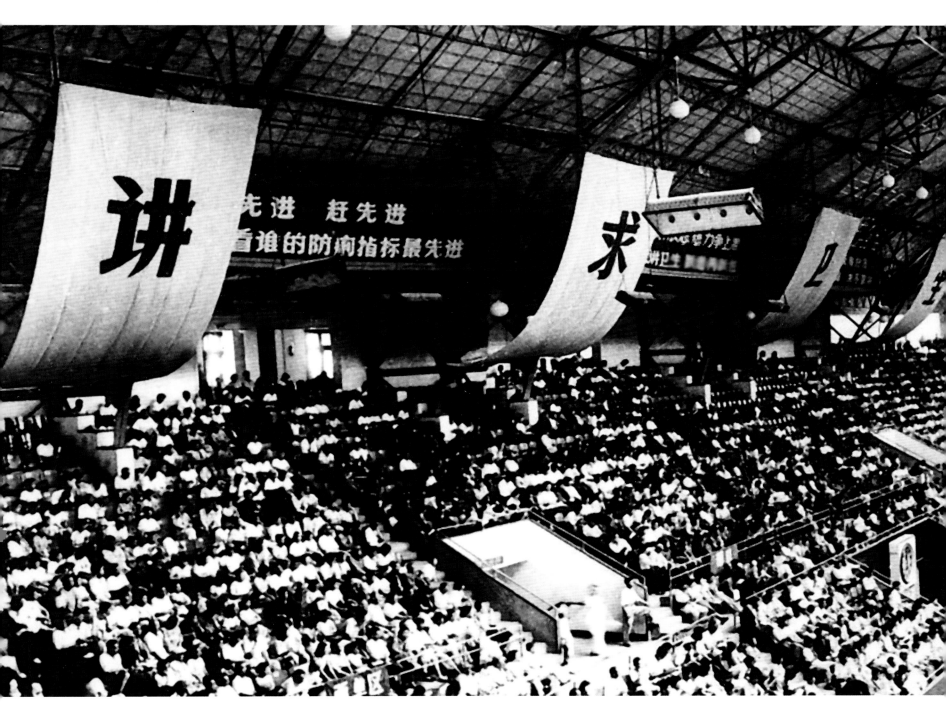

1952年3月24日，《人民日报》发表文章，首次使用"爱国的卫生防疫运动"一词，号召"全国各地的城市、农村、机关、工厂、学校，都要开展爱国的卫生防疫运动"。全国人民热烈响应党和政府的号召，广泛而迅速地开展了轰轰烈烈的卫生运动。运动规模之大，参加人数之多，持续时间之长，收效之显著，都是空前的，广大城乡的卫生面貌焕然一新。图为1957年，北京市响应党中央号召召开"消除四害，讲求卫生"动员大会。

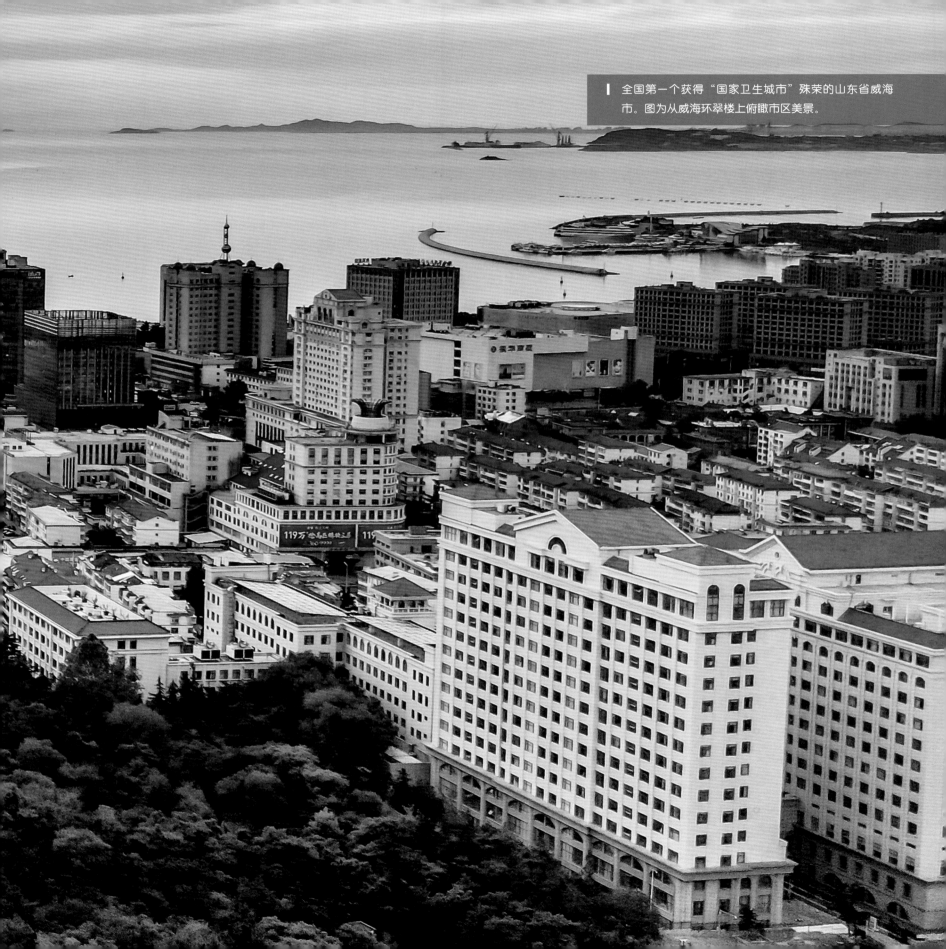

全国第一个获得"国家卫生城市"殊荣的山东省威海市。图为从威海环翠楼上俯瞰市区美景。

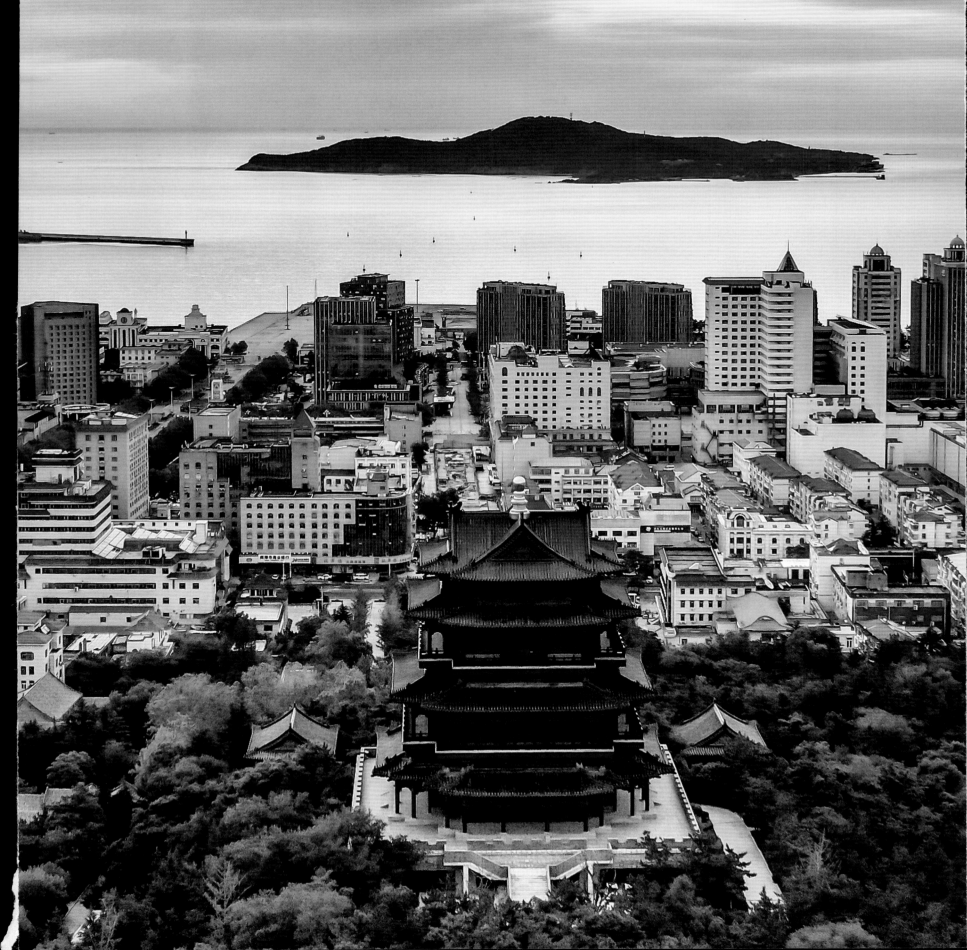

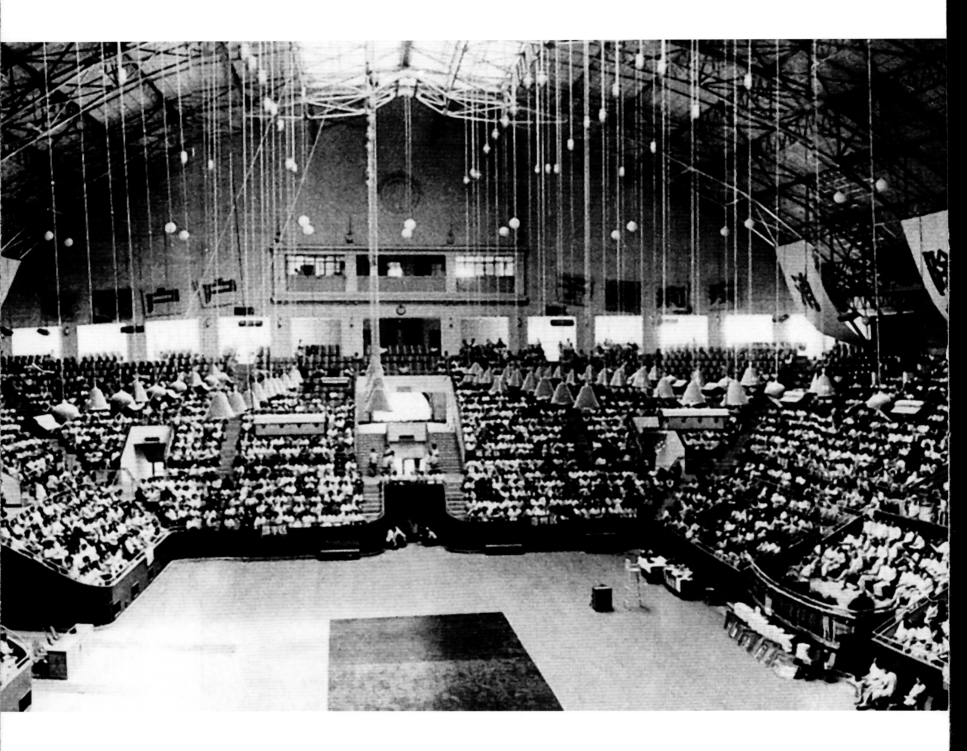

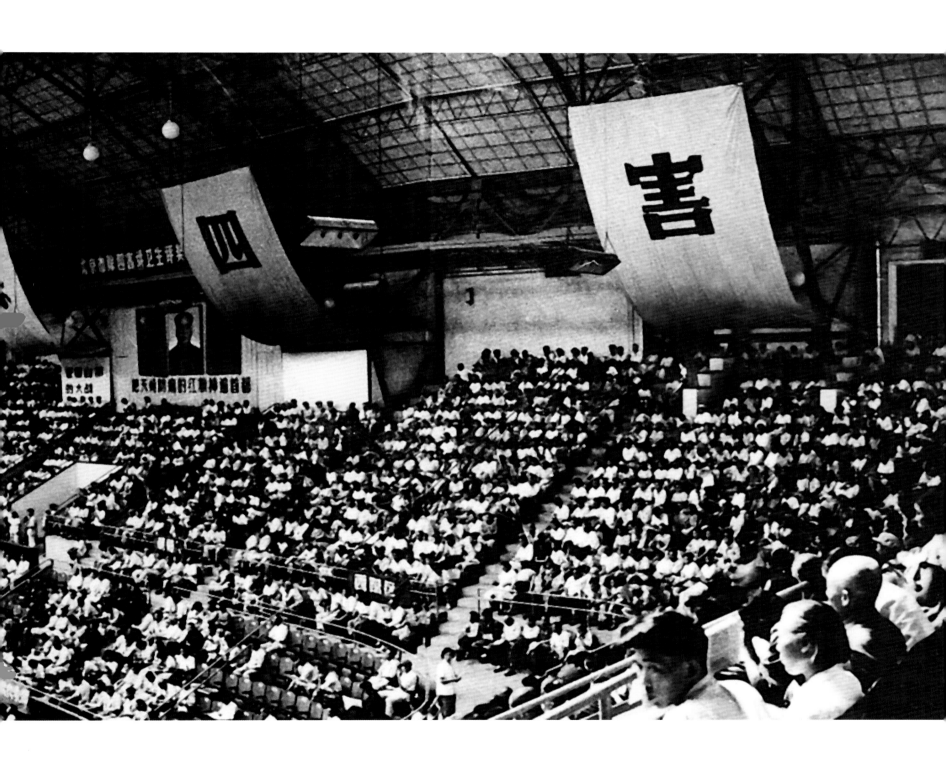

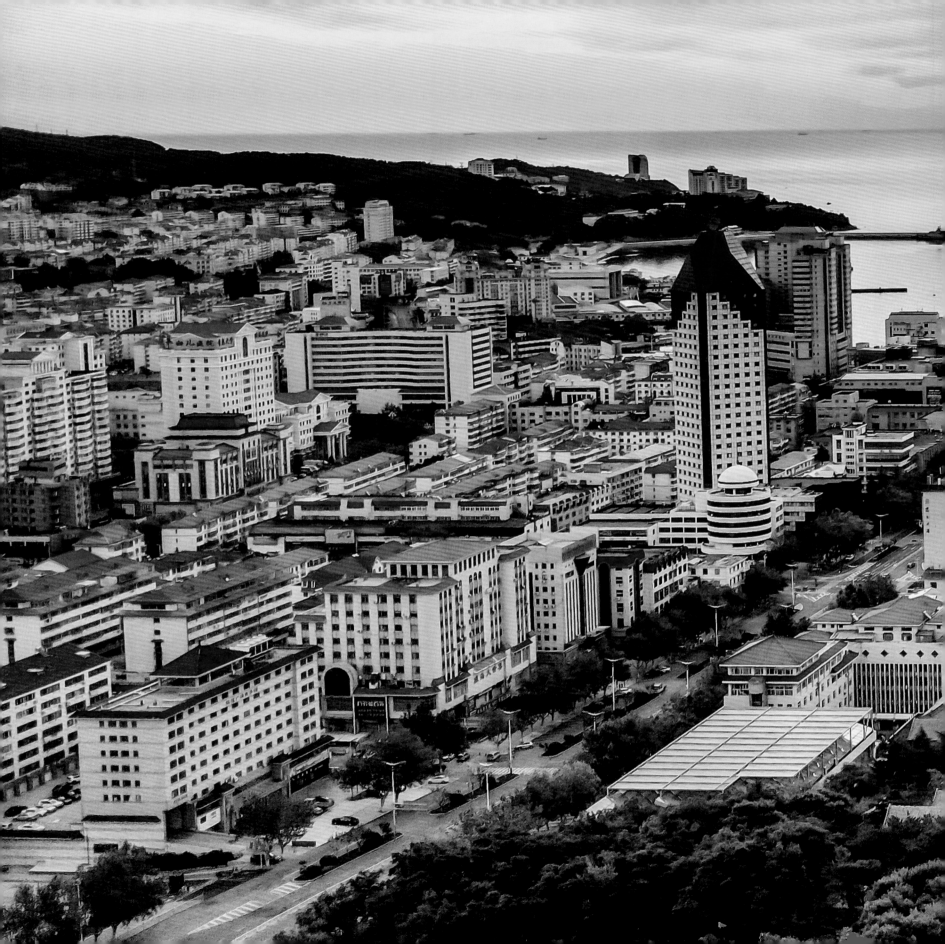

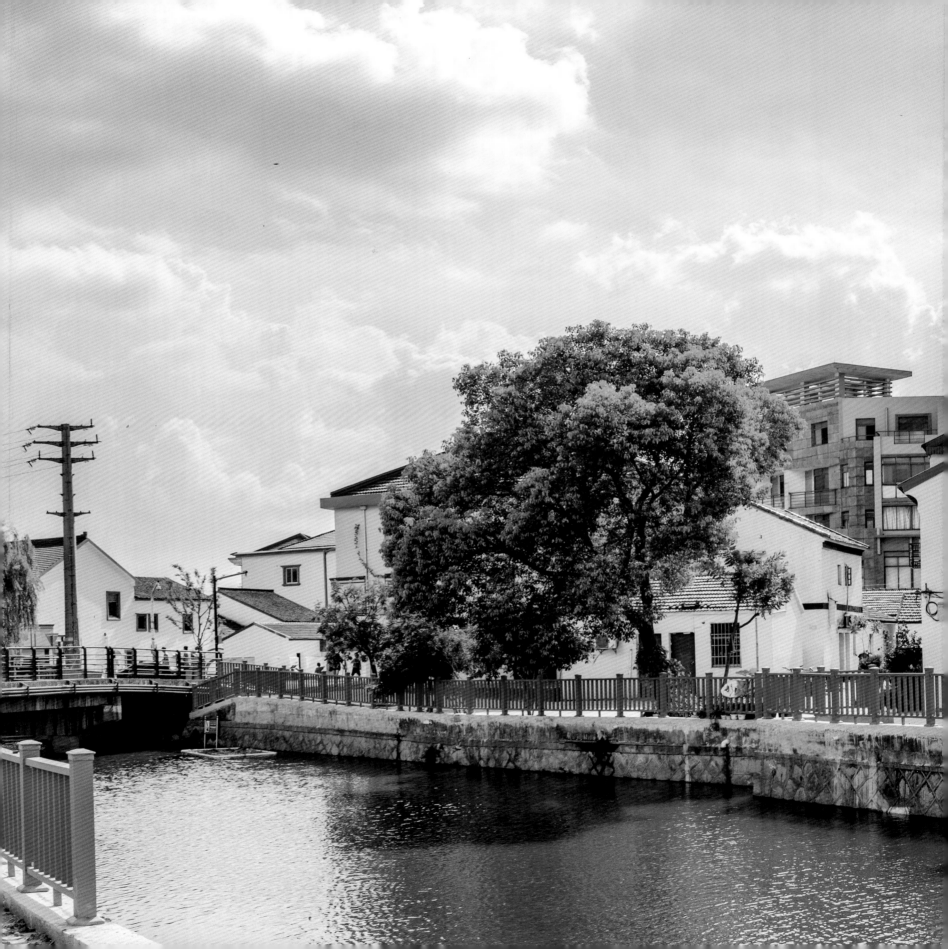

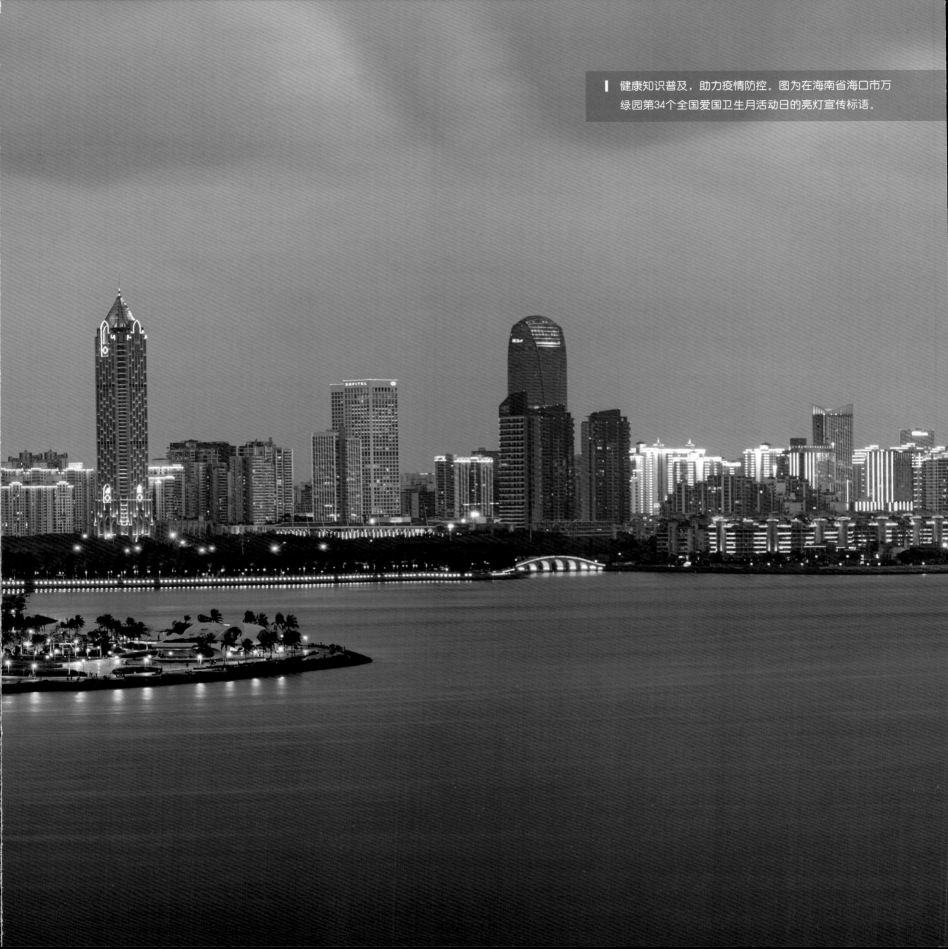

健康知识普及，助力疫情防控。图为在海南省海口市万绿园第34个全国爱国卫生月活动日的亮灯宣传标语。

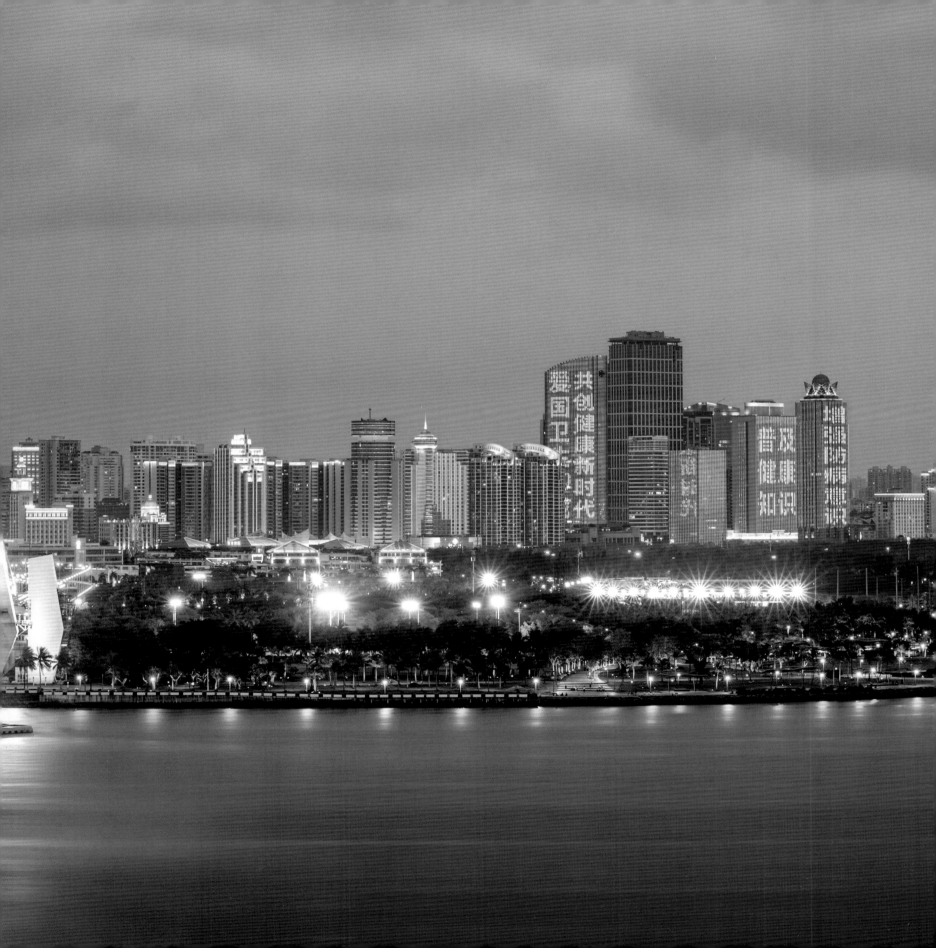

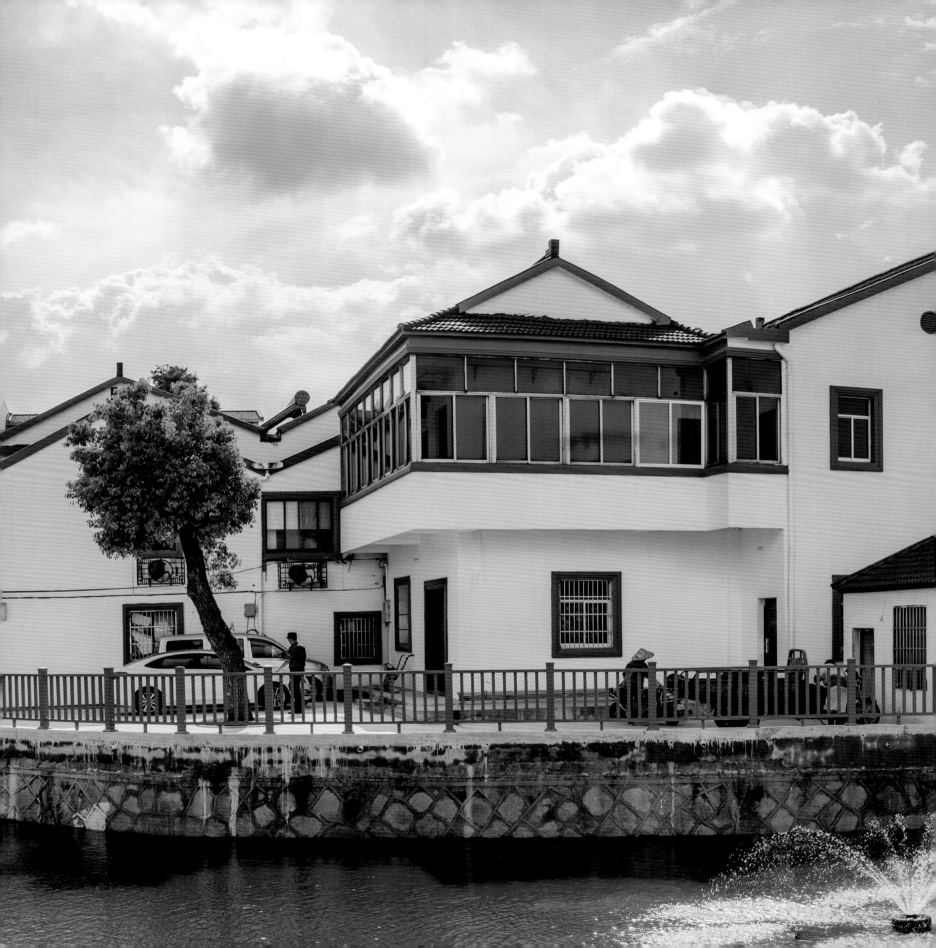

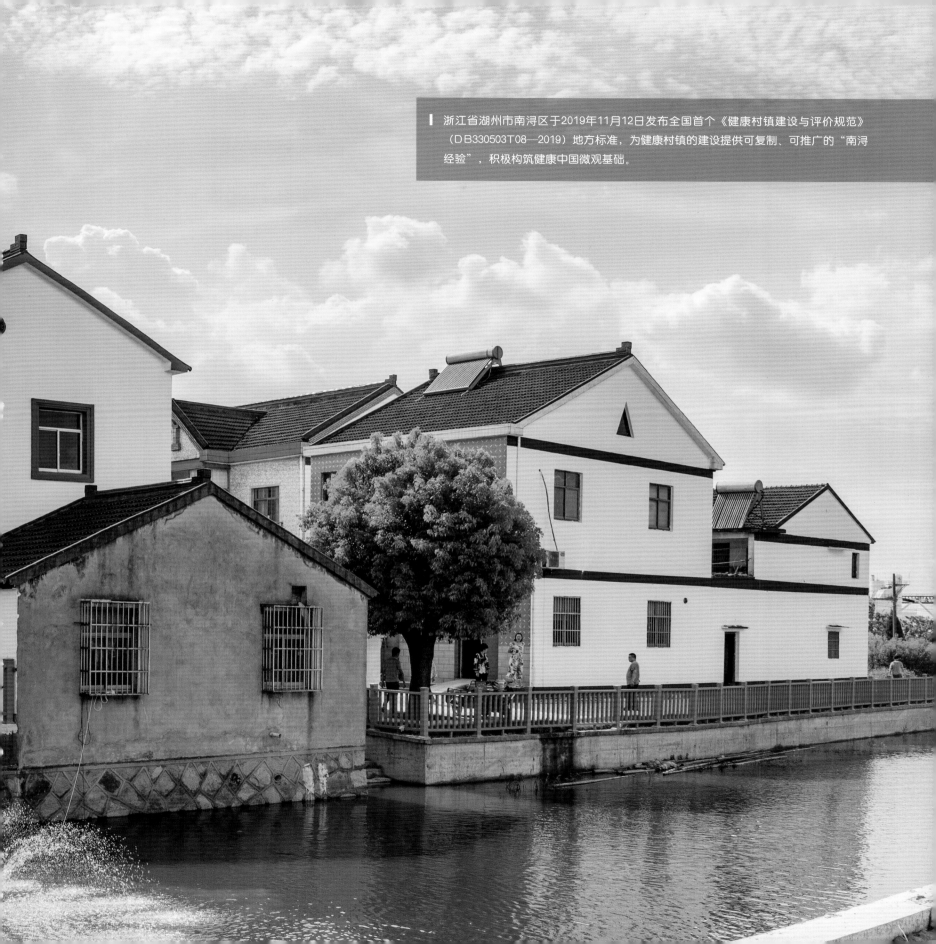

浙江省湖州市南浔区于2019年11月12日发布全国首个《健康村镇建设与评价规范》（DB330503T08—2019）地方标准，为健康村镇的建设提供可复制、可推广的"南浔经验"，积极构筑健康中国微观基础。

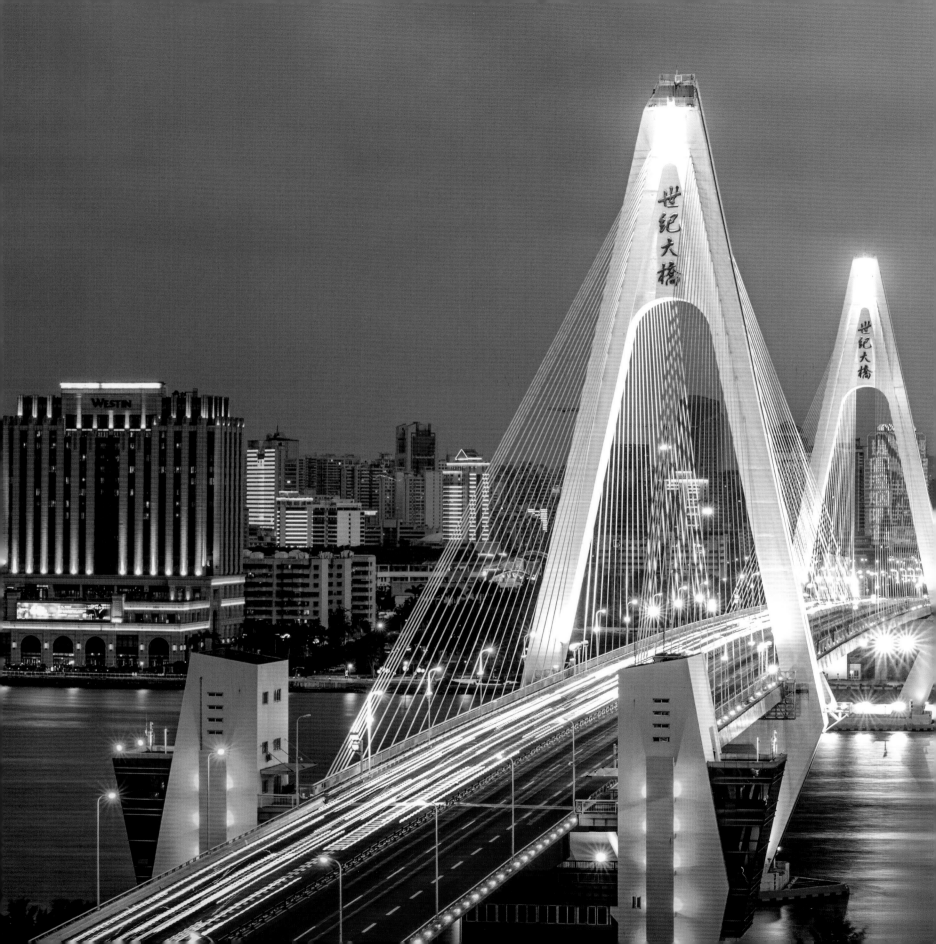

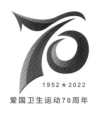

全国爱国卫生运动委员会办公室
中国健康教育中心 | 编著

家国同行　共建共享

爱国卫生运动70年史册

（画卷）

中国人口出版社
China Population Publishing House
全国百佳出版单位

图书在版编目（CIP）数据

家国同行 共建共享 : 爱国卫生运动70年史册 : 画卷 / 全国爱国卫生运动委员会办公室, 中国健康教育中心编著. — 北京 : 中国人口出版社, 2023.4
　　ISBN 978-7-5101-9183-1

Ⅰ.①家… Ⅱ.①全… ②中… Ⅲ.①爱国卫生运动 – 概况 – 中国 – 图集 Ⅳ.①R193.3-64

中国国家版本馆CIP数据核字(2023)第023984号

家国同行 共建共享
爱国卫生运动 70 年史册（画卷）
JIA GUO TONGXING GONGJIAN GONGXIANG
AIGUO WEISHENG YUNDONG 70 NIAN SHICE（HUAJUAN）

全国爱国卫生运动委员会办公室　中国健康教育中心　编著

责 任 编 辑	刘继娟　张宏君
美 术 编 辑	侯　铮
责 任 印 制	林　鑫　任伟英
出 版 发 行	中国人口出版社
印　　　刷	小森印刷（北京）有限公司
开　　　本	787 毫米 ×1092 毫米　1/12
印　　　张	19.5
字　　　数	244 千字
版　　　次	2023 年 4 月第 1 版
印　　　次	2023 年 4 月第 1 次印刷
书　　　号	ISBN 978-7-5101-9183-1
定　　　价	198.00 元

电 子 信 箱	rkcbs@126.com
总编室电话	(010) 83519392
发行部电话	(010) 83510481
传　　　真	(010) 83538190
地　　　址	北京市西城区广安门南街 80 号中加大厦
邮　　　编	100054

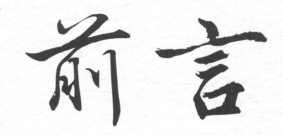

2022年是爱国卫生运动开展70周年。

爱国卫生运动是我们党把群众路线运用于卫生防病工作的伟大创举和成功实践，更是全心全意为人民服务的宗旨在卫生工作中的具体体现。1952年12月，毛泽东同志题词："动员起来，讲究卫生，减少疾病，提高健康水平，粉碎敌人的细菌战争。"从此，结合了爱国主义和卫生防疫的爱国卫生运动拉开序幕。

70年来，爱国卫生运动蓬勃发展、历久弥新，成效显著。特别是党的十八大以来，习近平总书记多次就开展爱国卫生运动作出重要指示。2020年6月，习近平总书记在专家学者座谈会上指出："爱国卫生运动是我们党把群众路线运用于卫生防病工作的成功实践。要总结新冠肺炎疫情防控斗争经验，丰富爱国卫生工作内涵，创新方式方法，推动从环境卫生治理向全面社会健康管理转变，解决好关系人民健康的全局性、长期性问题。要全面改善人居环境，加强公共卫生环境基础设施建设，推进城乡环境卫生整治，推进卫生城镇创建。要倡导文明健康绿色环保的生活方式，开展健康知识普及，树立良好饮食风尚，推广文明健康生活习惯。"70年来，爱国卫生运动在病媒生物防制、农村改水改厕、城乡环境卫生整治、卫生城镇创建、健康城市建设、健康教育和健康促进等方面取得了一系列富有成效的工作成果，以较低的成本实现了较高的健康绩效，世界卫生组织也将我国的爱国卫生运动誉为"中国的瑰宝"。

值此纪念爱国卫生运动开展70周年之际，我们组织编写了这本画册，记录下全国人民在党的领导下，将一幅幅美好蓝图转变为现实图景的生动实践，以期助力推动形成爱国卫生人人参与、健康生活人人共享的良好局面。

目录

伟大创举 成功实践 ………………………………… 001

病媒防制 健康保障 ………………………………… 011

整治环境 美丽家园 ………………………………… 047

卫生城镇 面貌一新 ………………………………… 075

健康城镇 和谐宜居 ………………………………… 091

健康科普 全民动员 ………………………………… 123

疫情防控 爱卫同行 ………………………………… 153

健康中国 共建共享 ………………………………… 177

展　　望 …………………………………………… 207

1952—2022年爱国卫生运动大事记 ……………… 208

新中国成立后，为改变过去贫穷落后、环境脏乱、各种传染病流行、人民健康水平低下的状况，以及粉碎抗美援朝战争中美军发动的细菌战，在毛泽东、周恩来等老一辈无产阶级革命家的倡导下，在全国开展了轰轰烈烈的爱国卫生运动，并使之成为我国长期坚持的有中国特色的卫生工作方式。

伟大创举　成功实践

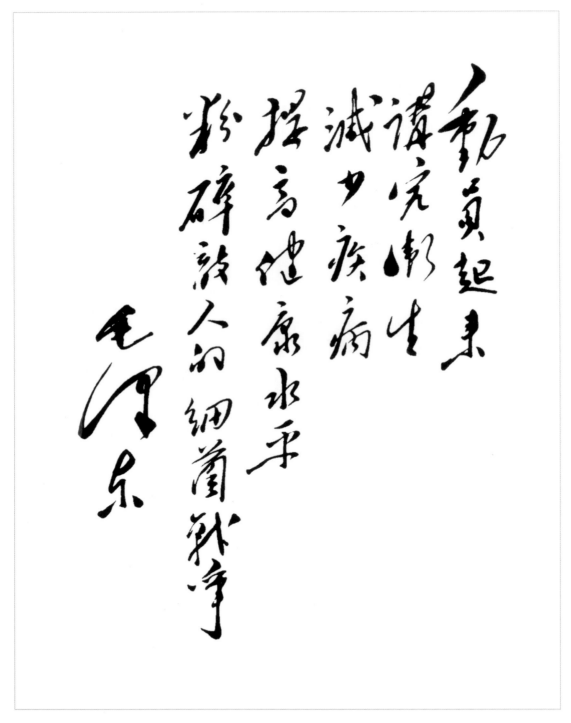

▌ 1952年，毛泽东同志为第二届全国卫生会议题词：动员起来，讲究卫生，减少疾病，提高健康水平，粉碎敌人的细菌战争。

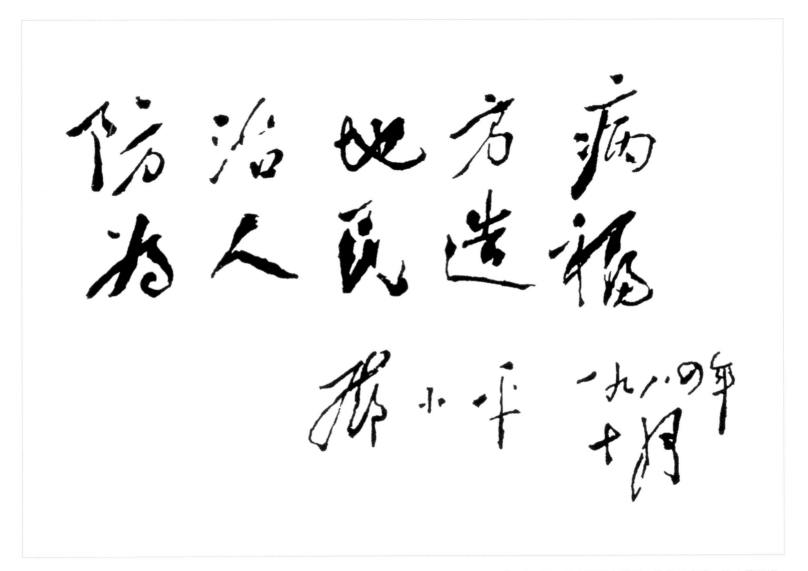

防治地方病
为人民造福

邓小平 一九八〇年十月

1984年，邓小平同志题词：防治地方病，为人民造福。

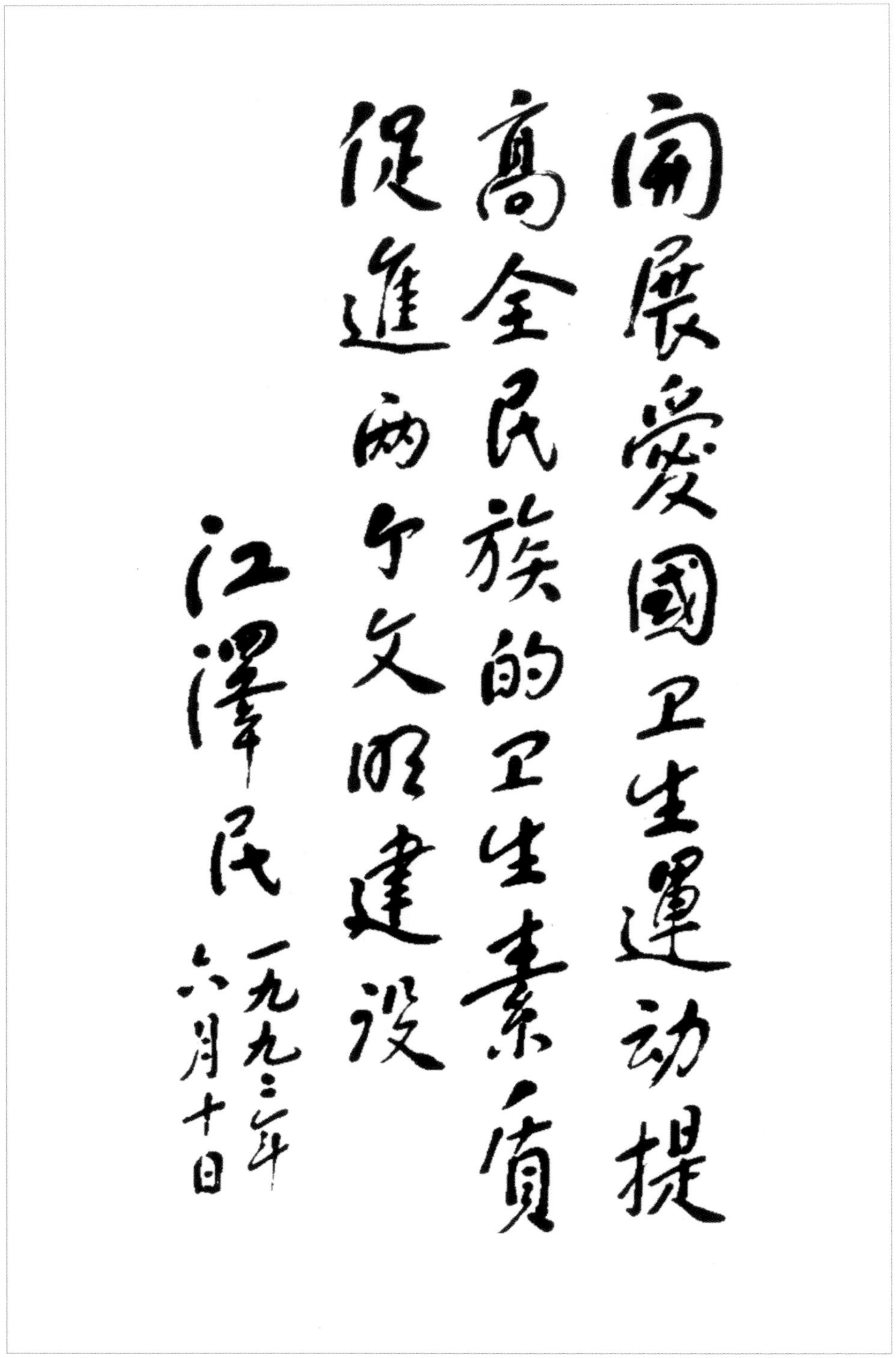

开展爱国卫生运动提高全民族的卫生素质促进两个文明建设

江泽民　一九九二年六月十日

┃ 1992年，江泽民同志题词：开展爱国卫生运动，提高全民族的卫生素质，促进两个文明建设。

　　要坚持预防为主，创新爱国卫生运动的方式方法，推进城乡环境整治，完善公共卫生设施，大力开展健康知识普及，提倡文明健康、绿色环保的生活方式。

——2020年5月6日，习近平总书记在中共中央政治局常务委员会会议上的讲话

　　爱国卫生运动是我们党把群众路线运用于卫生防病工作的成功实践。要总结新冠肺炎疫情防控斗争经验，丰富爱国卫生工作内涵，创新方式方法，推动从环境卫生治理向全面社会健康管理转变，解决好关系人民健康的全局性、长期性问题。要全面改善人居环境，加强公共卫生环境基础设施建设，推进城乡环境卫生整治，推进卫生城镇创建。要倡导文明健康绿色环保的生活方式，开展健康知识普及，树立良好饮食风尚，推广文明健康生活习惯。要推动将健康融入所有政策，把全生命周期健康管理理念贯穿城市规划、建设、管理全过程各环节。各级党委和政府要把爱国卫生工作列入重要议事日程，探索更加有效的社会动员方式。

——2020年6月2日，习近平总书记在专家学者座谈会上的讲话

习近平对爱国卫生运动作出重要指示强调
要更加有针对性地开展爱国卫生运动
切实保障人民群众生命安全和身体健康
李克强作出批示

新华社北京2022年12月26日电 在爱国卫生运动开展70周年之际，中共中央总书记、国家主席、中央军委主席习近平作出重要指示指出，70年来，在党的领导下，爱国卫生运动坚持以人民健康为中心，坚持预防为主，为改变城乡环境卫生面貌、有效应对重大传染病疫情、提升社会健康治理水平发挥了重要作用。希望全国爱国卫生战线的同志们始终坚守初心使命，传承发扬优良传统，丰富工作内涵，创新工作方式方法，为加快推进健康中国建设作出新的贡献。

习近平强调，当前，我国新冠疫情防控面临新形势新任务，要更加有针对性地开展爱国卫生运动，充分发挥爱国卫生运动的组织优势和群众动员优势，引导广大人民群众主动学习健康知识，掌握健康技能，养成良好的个人卫生习惯，践行文明健康的生活方式，用千千万万个文明健康小环境筑牢疫情防控社会大防线，切实保障人民群众生命安全和身体健康。

国务院总理李克强作出批示指出，爱国卫生运动70年来，开展了卓有成效的群众性卫生活动，为保障人民健康发挥了重要作用，是一项重大惠民工程。要以习近平新时代中国特色社会主义思想为指导，贯彻党中央、国务院决策部署，坚持预防为主，创新机制和工作方式，深入推进城乡环境卫生治理，扎实开展健康教育和促进，为健康中国建设作出新贡献。当前新冠疫情防控优化调整措施在有序推进落实，要发挥优势，调动各方面科学防控积极性。各级政府要进一步加大工作力度，切实保障群众就医和防疫用品需求，守护人民生命安全和身体健康。

爱国卫生运动是我们党把群众路线运用于卫生防病工作的成功实践。70年来，爱国卫生运动始终坚持党委领导、政府主导、多部门协作、全社会参与，坚持"大卫生、大健康"理念，突出源头治理，取得明显成效。

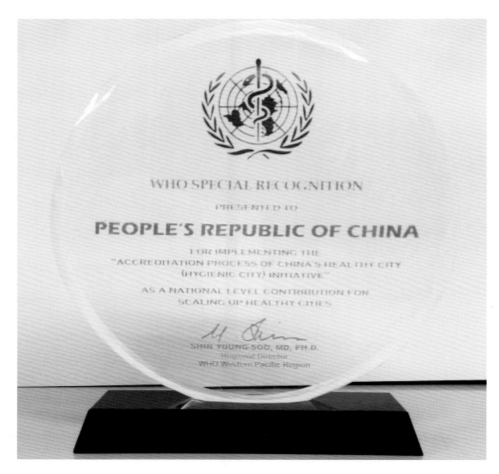

▌ 2013年，世界卫生组织授予中国政府"健康（卫生）城市特别奖"。

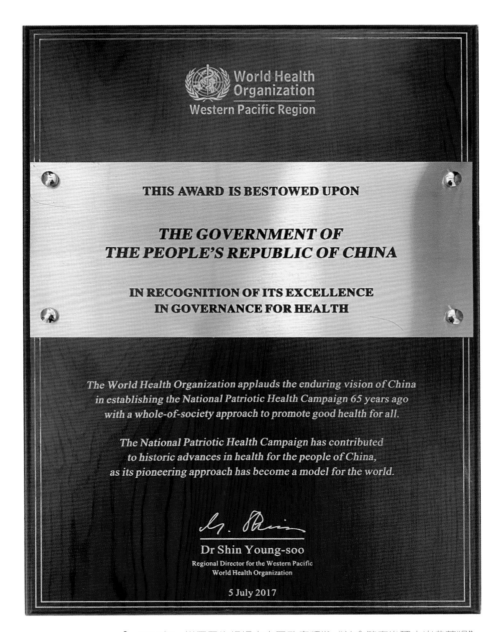

病媒生物防制是爱国卫生运动的主要内容之一，新中国成立初期，主要是针对鼠疫、疟疾、血吸虫病等传染病控制而开展的除四害运动，目前逐步发展为以消除病媒生物孳生环境、防止媒介传染病发生、保障人民健康为目标，基于对病媒生物危害监测而开展日常防制和集中防制、专业防制和常规防制相结合，以环境治理为主，药物防制为辅的综合防制阶段。多年来，病媒生物防制在防病除害、保障人民健康、改善城乡环境以及重大活动的保障与重大灾害的卫生防病中都发挥了重要作用。

病媒防制　健康保障

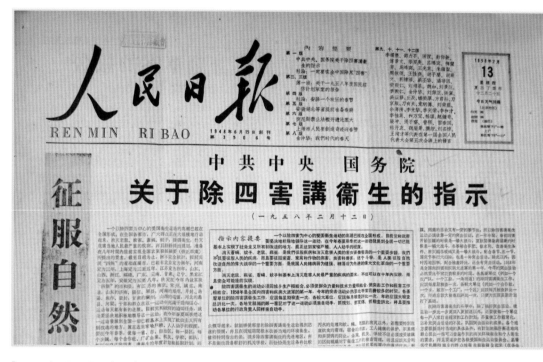

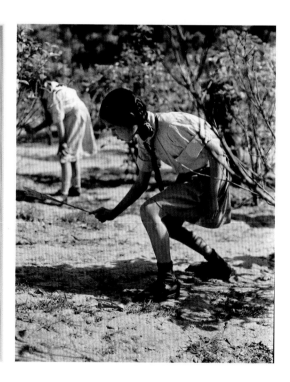

▌ 1958年2月12日，中共中央、国务院发出《关于除四害讲卫生的指示》。

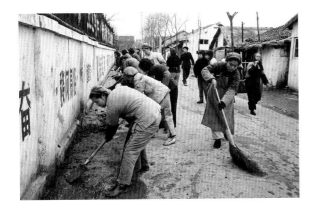

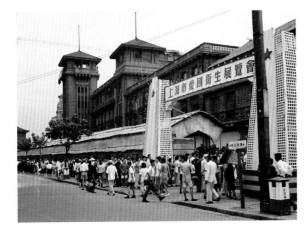

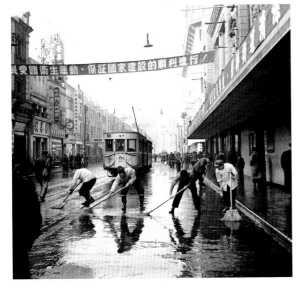

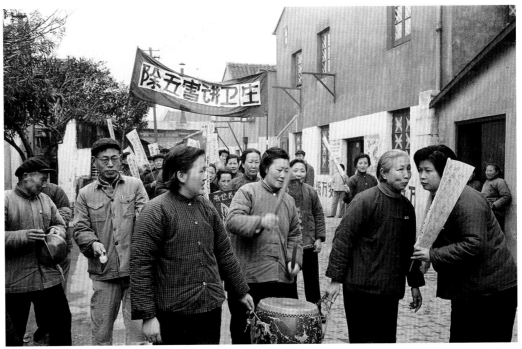

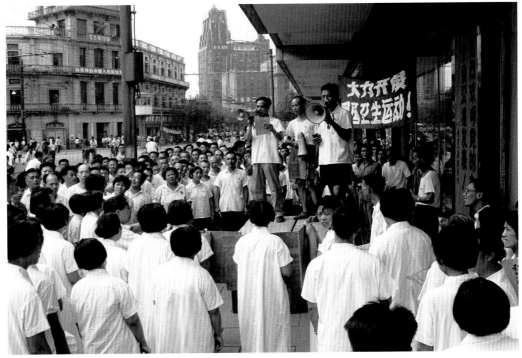

20世纪50年代，上海市号召各行各业积极参与爱国卫生运动。

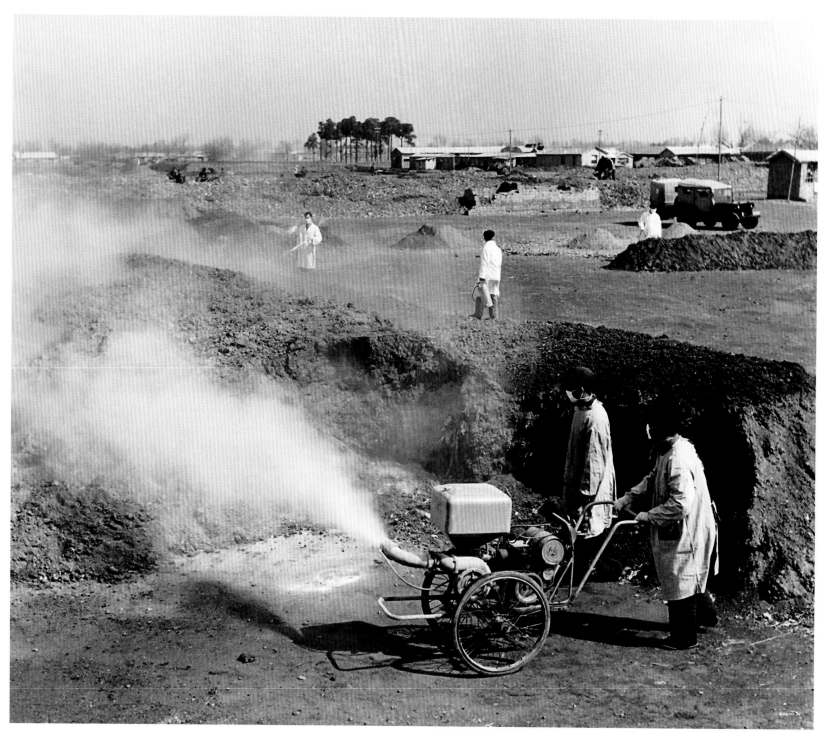

┃ 1963年，北京市卫生防疫人员在粪便处理厂进行灭蝇工作。

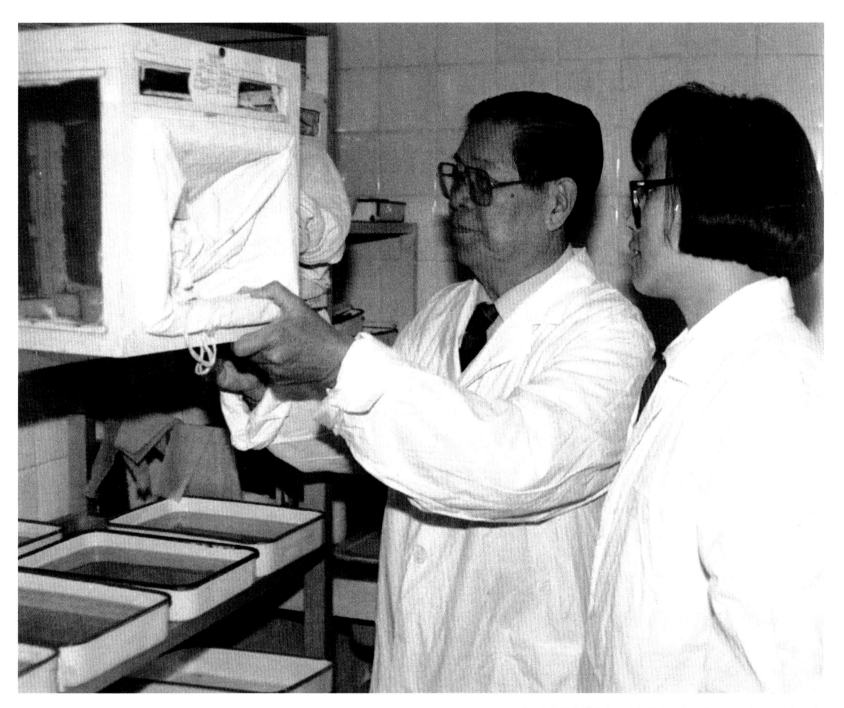

我国昆虫学专家陆宝麟院士（左）在指导蚊虫预防控制研究。

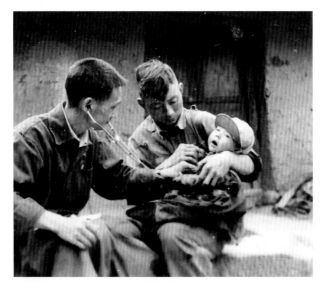

▎ 1975年，乡村医生对疟疾患者现场诊疗。

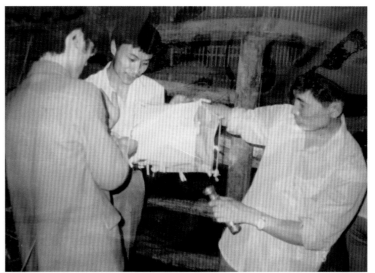

▎ 1987年，蚊虫媒介监测现场。

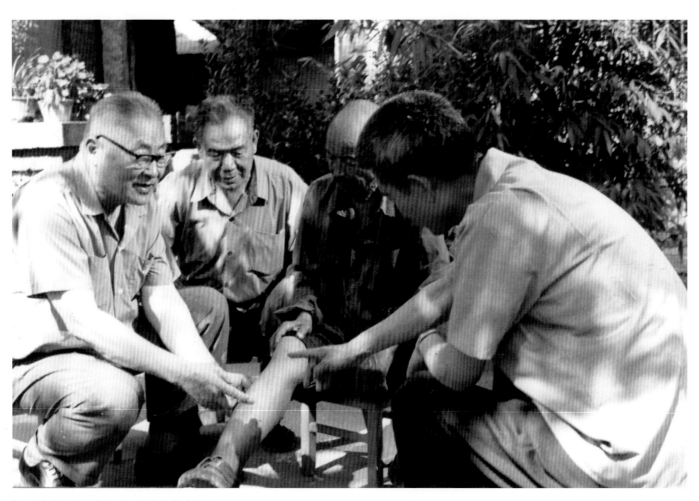

▎ 丝虫病防治专家在农村巡访丝虫病患者。

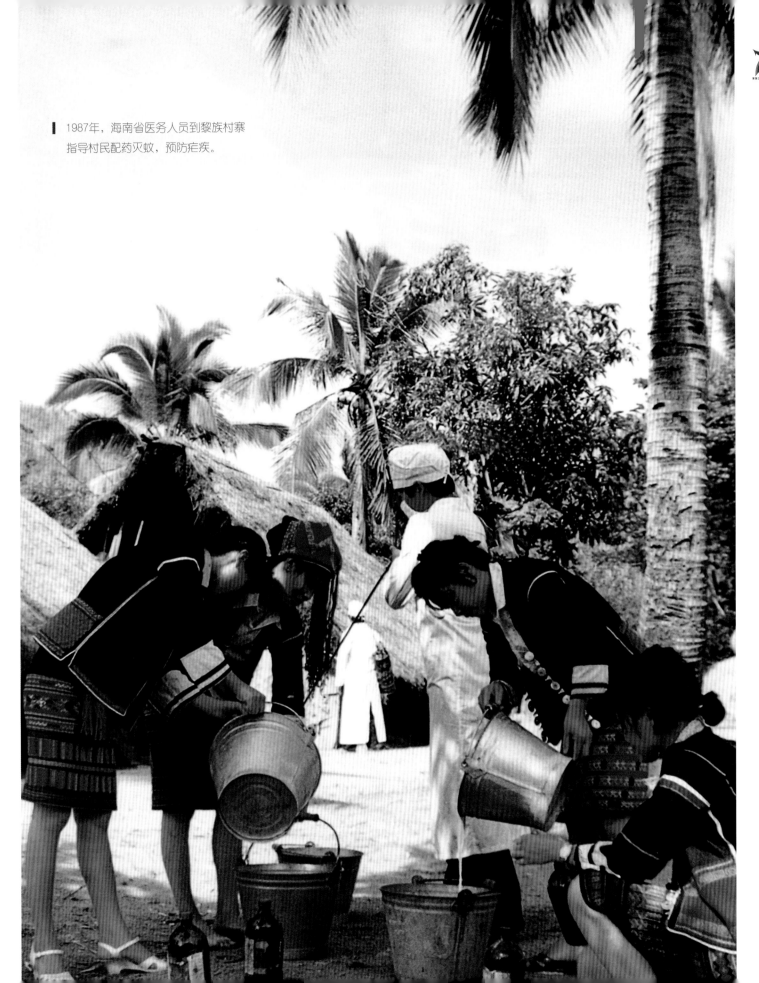

1987年，海南省医务人员到黎族村寨
指导村民配药灭蚊，预防疟疾。

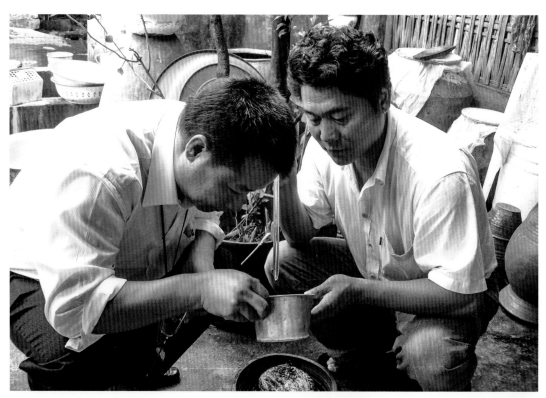

▎ 工作人员开展登革热
媒介伊蚊幼虫调查。

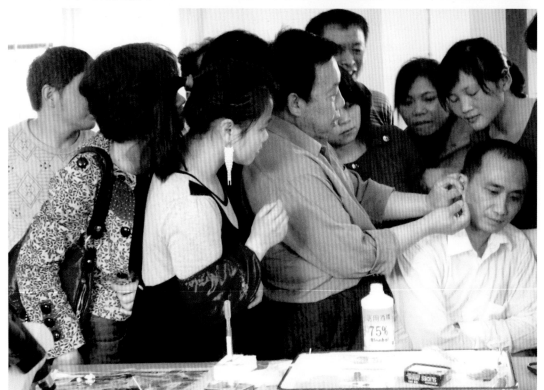

▎ 2010年，贵州省荔波县
开展疟原虫镜检培训。

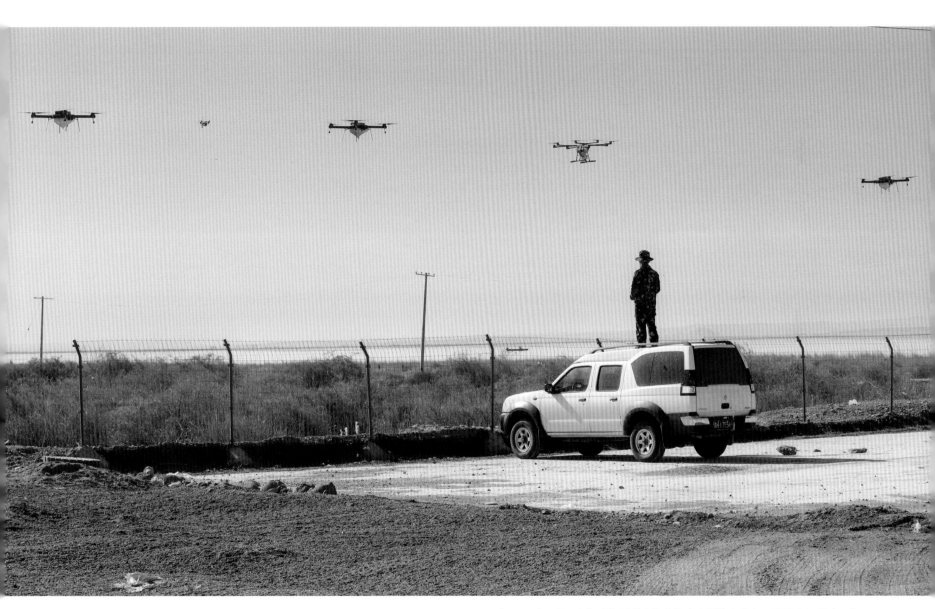

2017年5月，青海省海西蒙古族藏族自治州德令哈市开展无人机灭蚊工作。

▍ 2021年9月，疾控人员在青海省海西蒙古族藏族自治州柴达木盆地
芦苇湿地进行蚊虫采集。

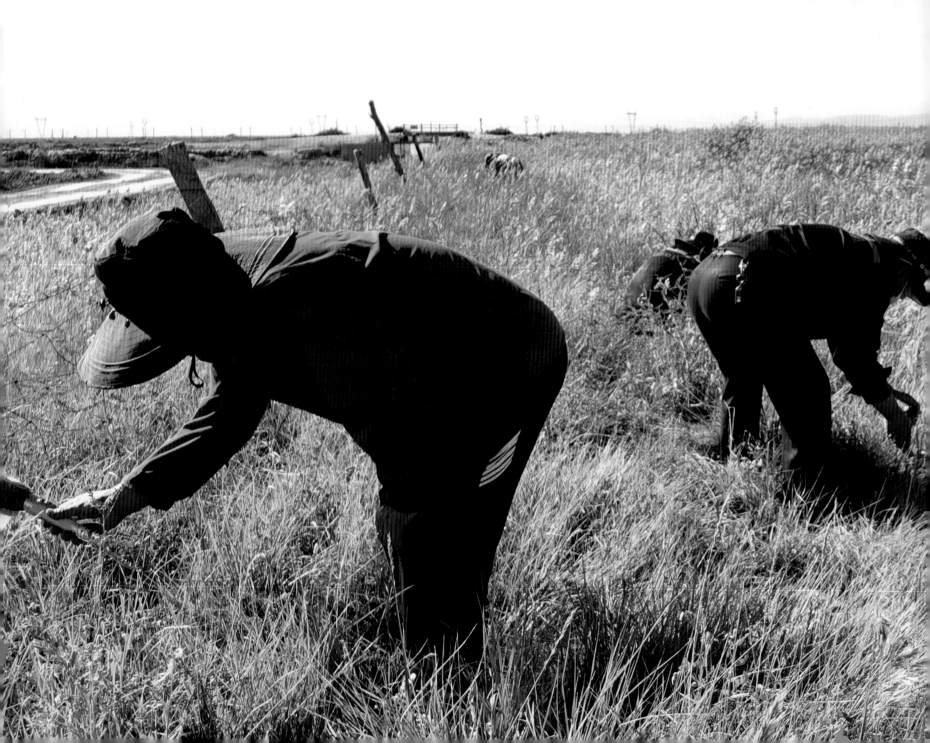

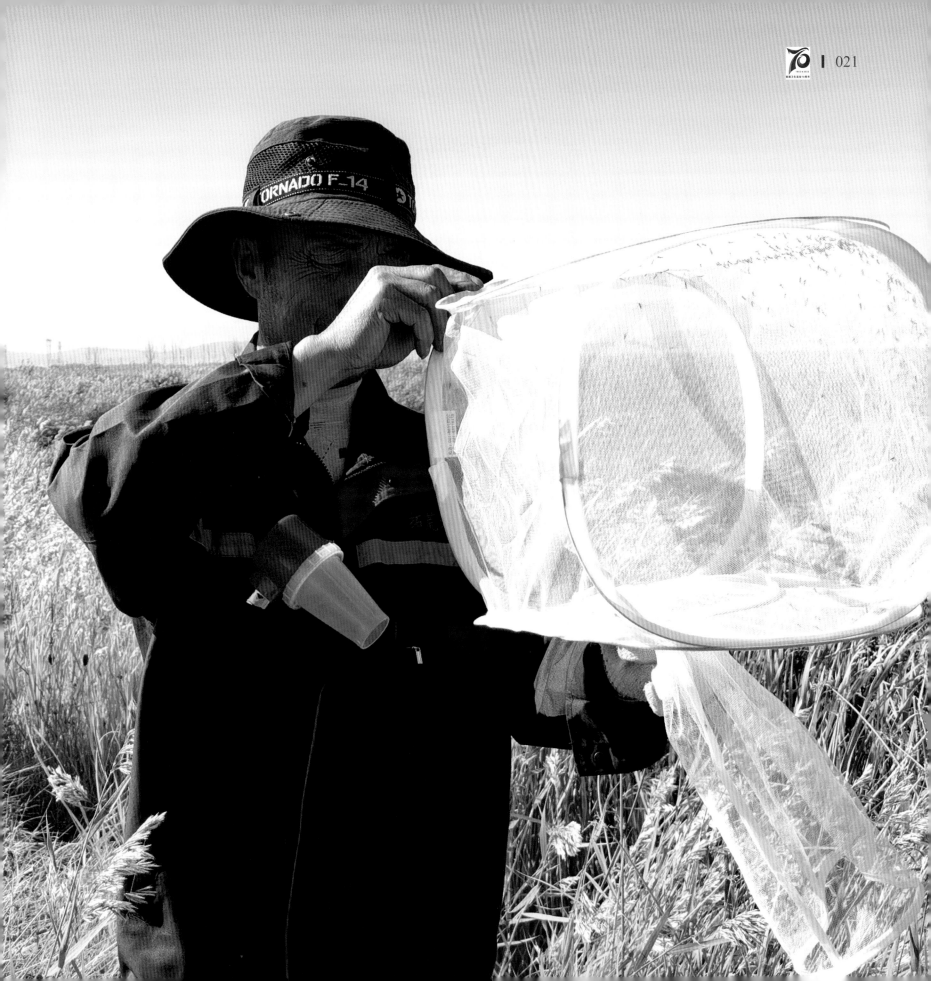

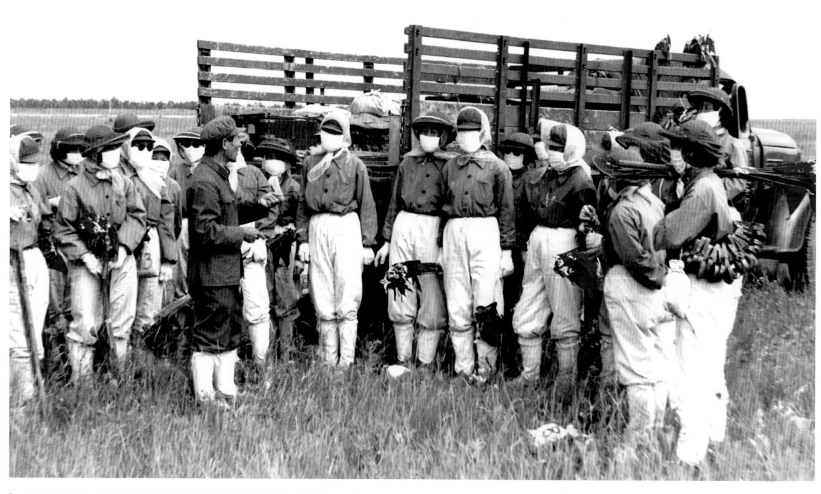

┃ 20世纪60年代，黑龙江省白城子某兵站指战员整装待发，消灭驻地老鼠。

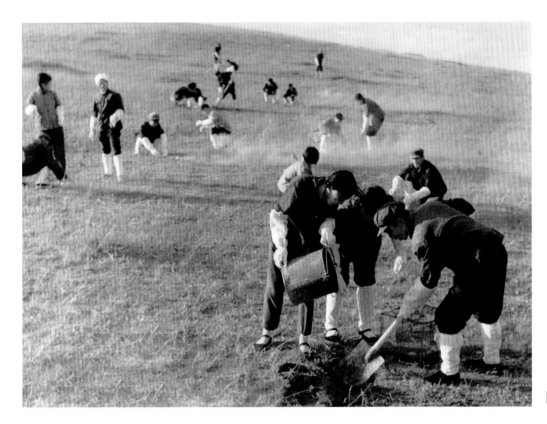

20世纪70年代，内蒙古自治区开展草原灭鼠运动。

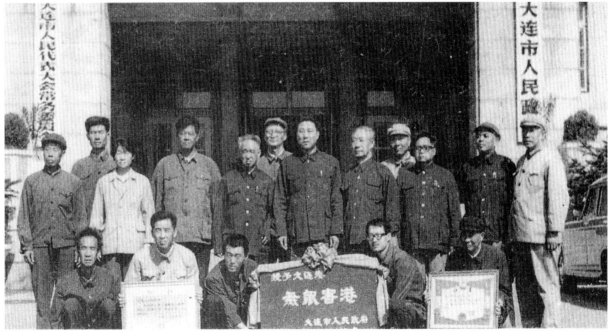

1982年5月，大连港通过中央爱国卫生运动委员会组织的科学鉴定，成为我国第一个无鼠害单位。

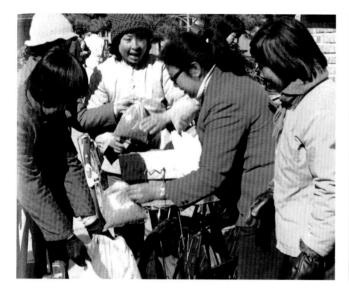

┃ 内蒙古自治区呼和浩特市灭鼠员正在分发灭鼠毒饵。

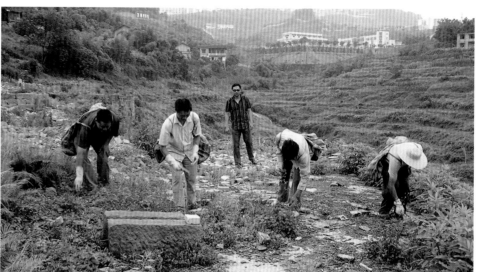

┃ 湖北省三峡库底卫生清理时，专业人员投放抗凝血杀鼠剂进行灭鼠。

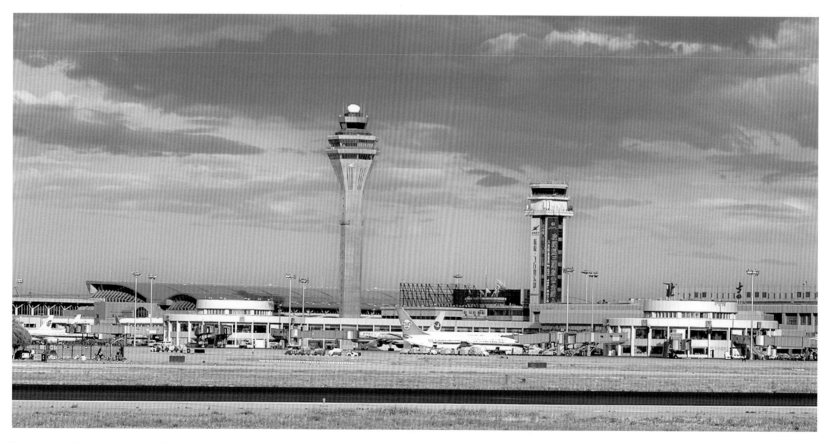

┃ 1985年12月，中央爱国卫生运动委员会和民航总局联合对首都机场进行无鼠害航空港技术鉴定，首都机场成为我国第一个灭鼠达标的机场。

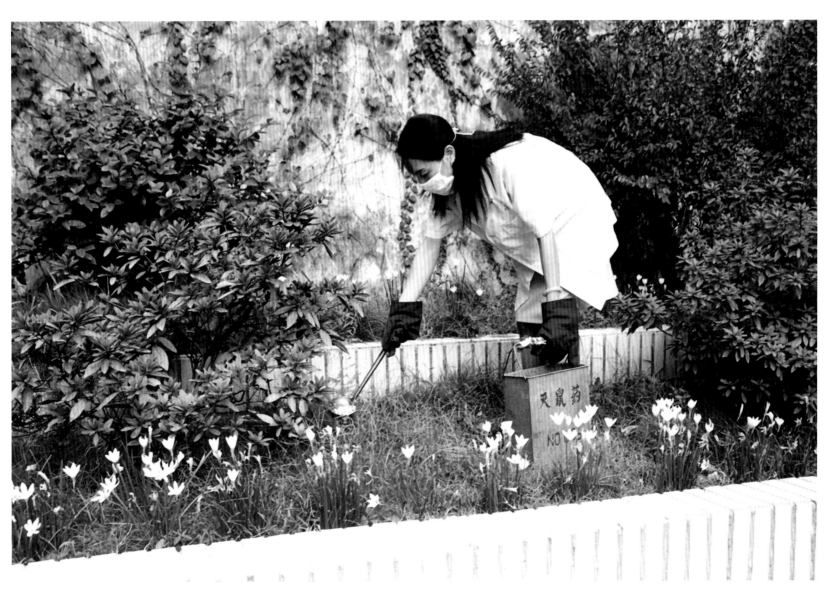

专业人员在公共绿地投药灭鼠。

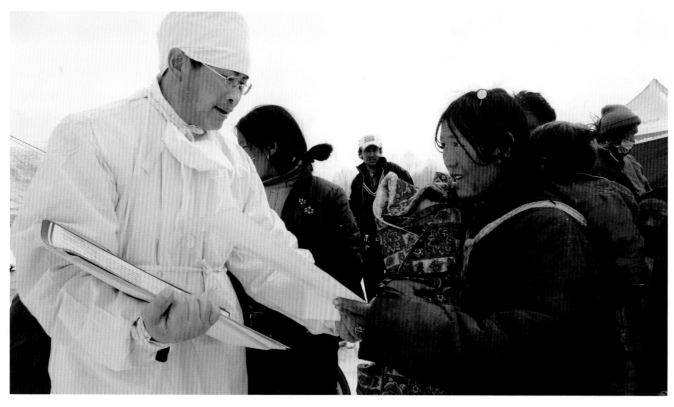

▎2010年4月，疾控人员在青海省玉树跑马场救助地向藏族群众宣传如何预防鼠疫。

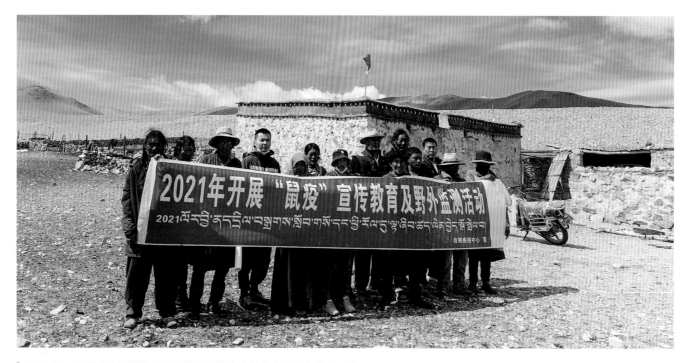

▎2021年，西藏自治区阿里地区开展预防鼠疫宣传教育及野外监测活动。

送瘟神二首　毛泽东

读六月三十日人民日报，余江县消灭了血吸虫。浮想联翩，夜不能寐。微风拂煦，旭日临窗。遥望南天，欣然命笔。

绿水青山枉自多，华佗无奈小虫何！
千村薜荔人遗矢，万户萧疏鬼唱歌。
坐地日行八万里，巡天遥看一千河。
牛郎欲问瘟神事，一样悲欢逐逝波。

春风杨柳万千条，六亿神州尽舜尧。
红雨随心翻作浪，青山着意化为桥。
天连五岭银锄落，地动三河铁臂摇。
借问瘟君欲何往，纸船明烛照天烧。

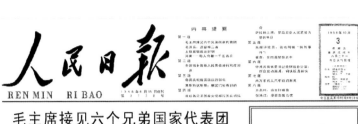

1958年7月，毛泽东同志在得知江西省余江县消灭血吸虫病的消息后写下《七律二首·送瘟神》。

截至2021年底，我国451个血吸虫病流行县（市、区）都达到了传播控制或以上标准，较2010年增加了15.71%。451个流行县（市、区）中，339个（75.17%）已经达到血吸虫病消除标准，100个（22.17%）达到了传播阻断的标准，12个（2.66%）达到传播控制标准，这一成绩举世瞩目。

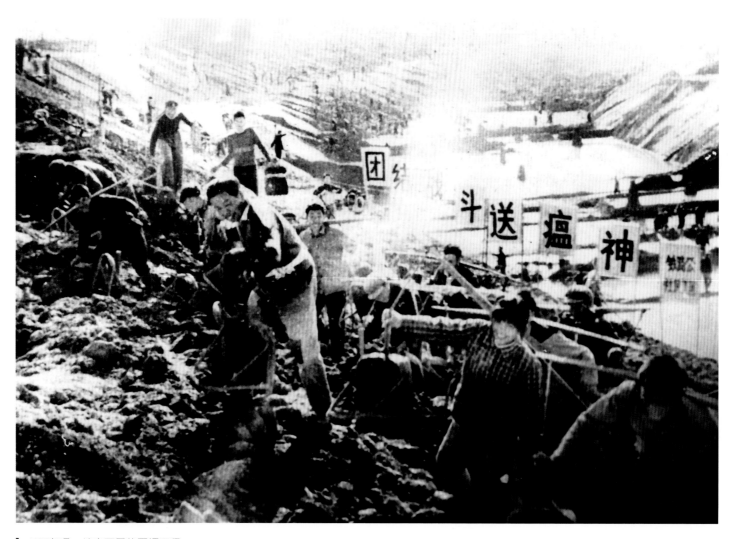

▍1977年冬，地方开展的灭螺工程。

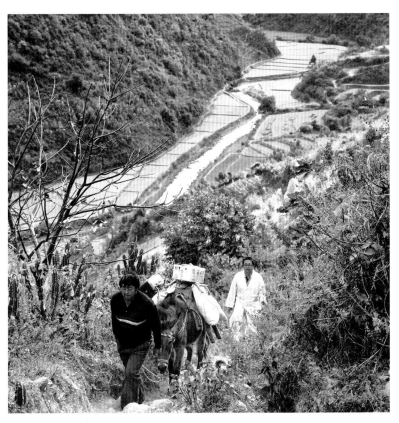

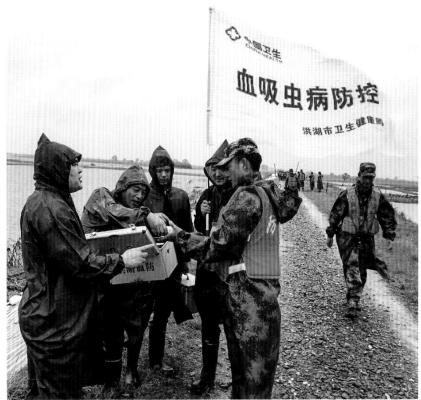

人背马驮灭螺药。

湖北省洪湖血防所为洪湖大堤上的抗洪官兵、群众发放防蚴药品。

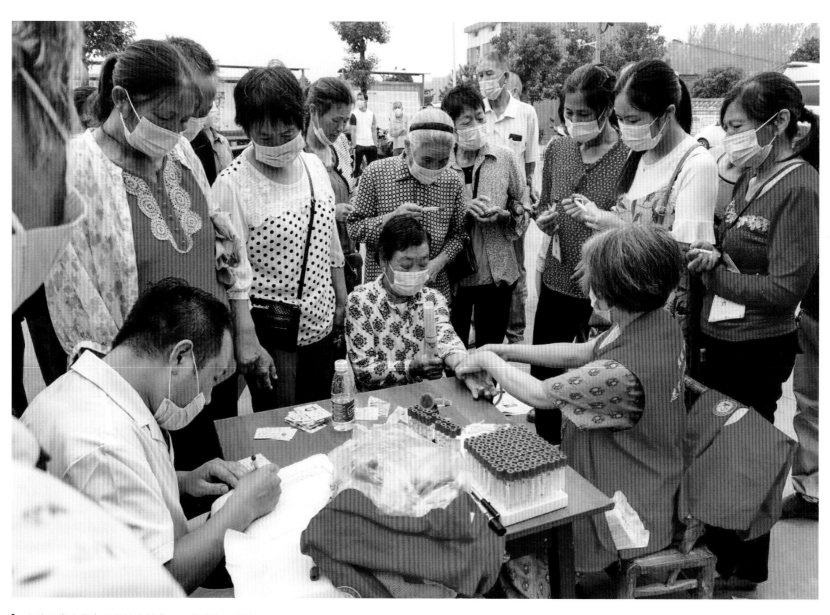

▎ 血防工作人员在开展健康教育及免费检查、治疗。

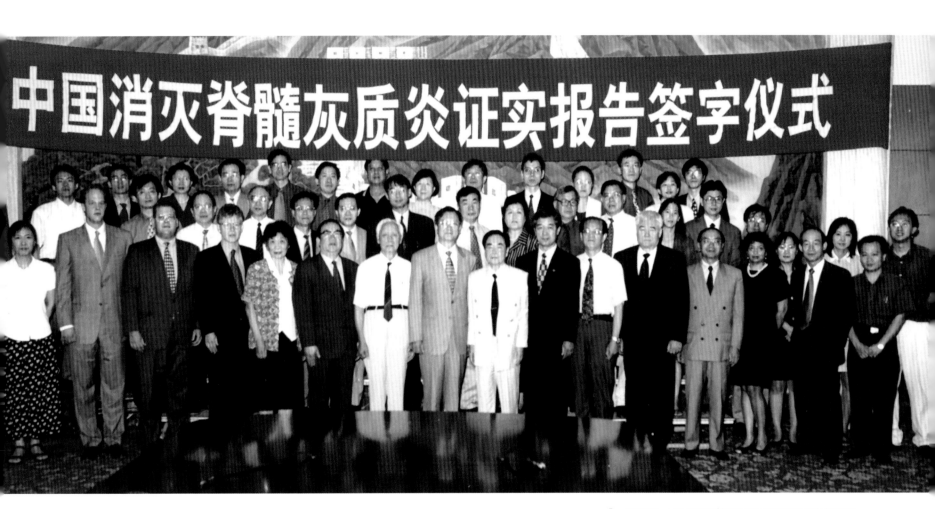

中国消灭脊髓灰质炎证实报告签字仪式

2000年，中国消灭脊髓灰质炎证实报告签字仪式。

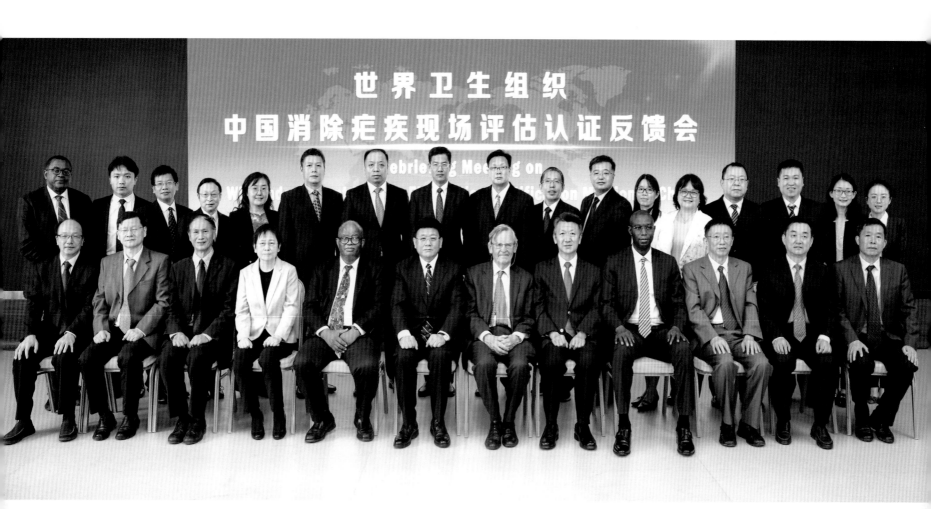

▍ 2021年5月28日，世界卫生组织举行的中国消除疟疾现场评估认证反馈会。

疟疾曾是我国流行历史最久远、影响范围最广、危害最严重的传染病。20世纪40年代，我国每年报告约3000万疟疾病例。中华人民共和国成立后，党中央、国务院领导中国人民抗击疟疾，经过了重点调查和防治（1949—1959年）、控制严重流行（1960—1979年）、降低发病率（1980—1999年）、巩固防治成果（2000—2009年）、消除疟疾（2010—2020年）5个阶段的艰苦历程。经过不懈努力，全国消除了疟疾对人民健康的威胁，2021年6月30日，中国通过了世界卫生组织的消除疟疾认证。这是我国继天花、脊髓灰质炎、丝虫病、新生儿破伤风之后消除的又一个重大传染病，结束了疟疾在中国肆虐数千年的历史，在中国公共卫生史和全球消除疟疾史上具有重要的里程碑意义。

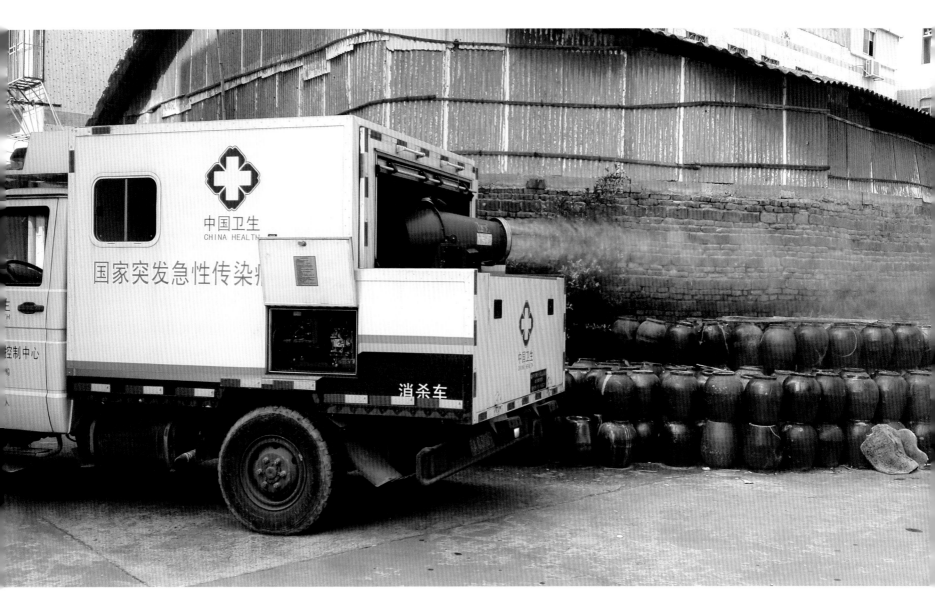

2014年，广州登革热疫情期间开展空间喷雾灭蚊。

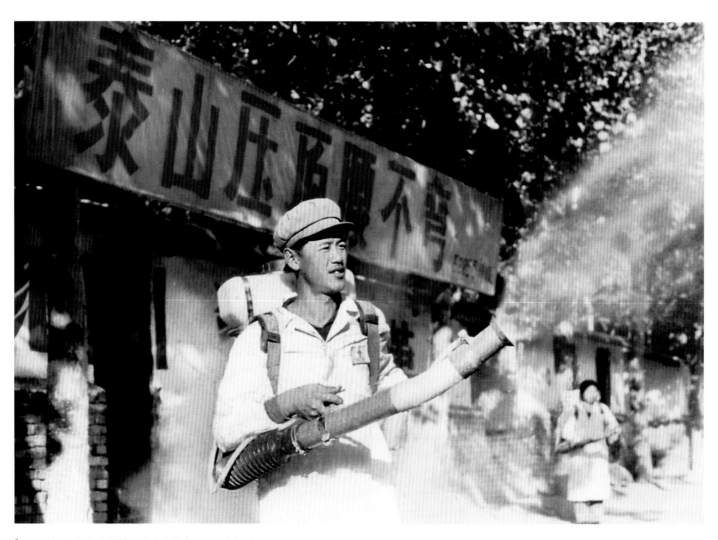

▎1976年唐山大地震后，防疫人员在开展消杀工作。

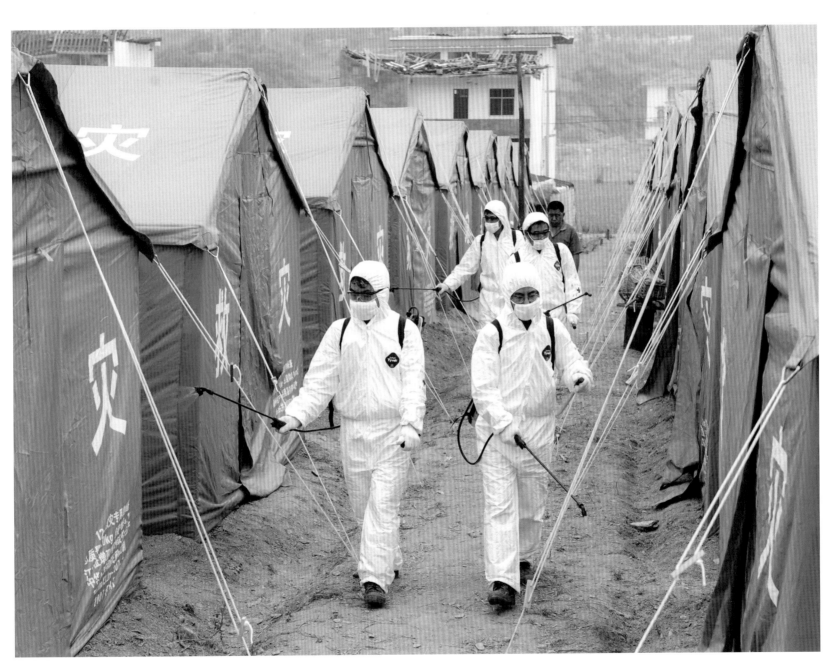

2008年5月24日，第四军医大学卫生防疫队在四川汶川地震灾区群众安置点进行防疫消毒。

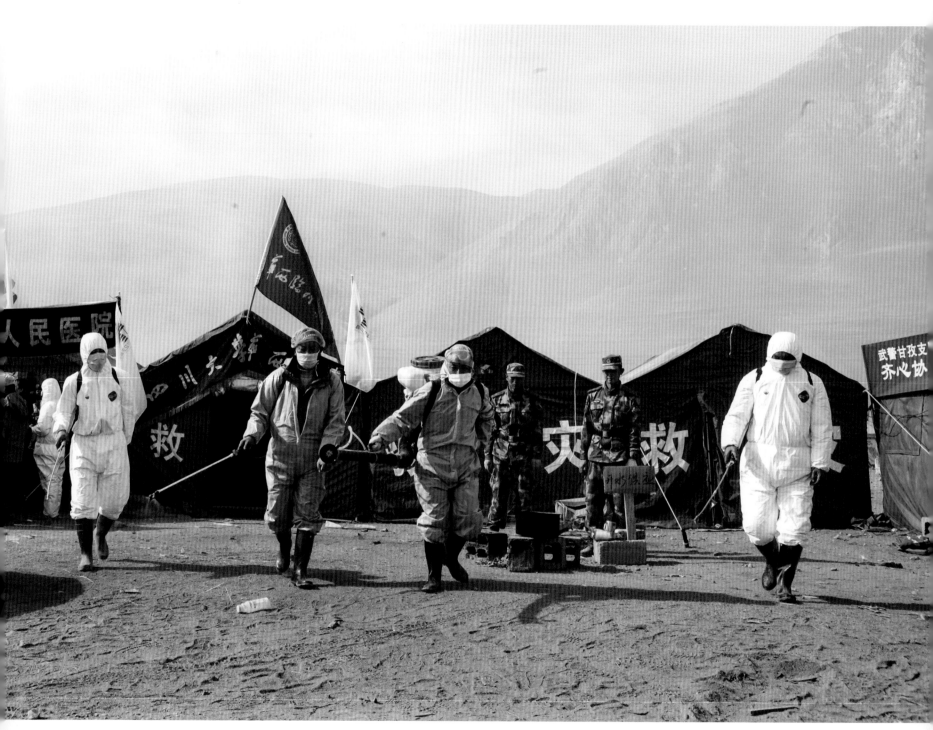

┃ 2010年4月青海玉树地震期间，防疫人员在医疗救助现场对环境进行消杀。

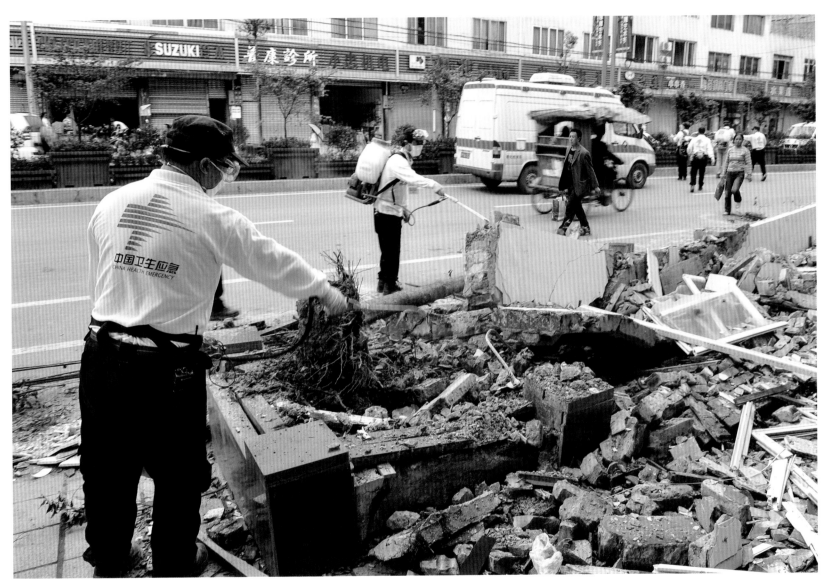

2013年四川雅安地震后，疾控人员在震后开展现场消杀工作。

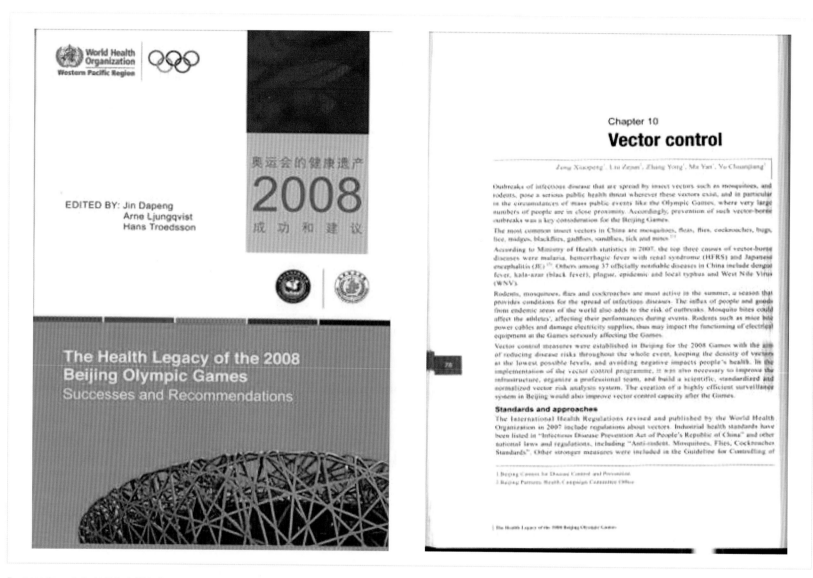

┃ 2008年，北京奥运会病媒生物防制的成功经验和技术措施，首次作为一个独立章节列入国际奥委会和世界卫生组织共同出版的《北京2008年奥运会健康遗产》专著之中，成为重大活动的病媒生物防制保障范例。

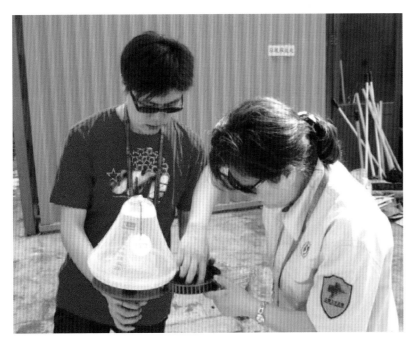

2010年上海世博会期间，专业人员在中国馆外进行环境病媒生物监测。

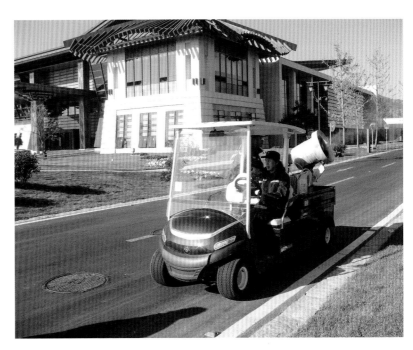

2014年，专业人员在APEC举办地北京雁栖湖进行病媒生物控制。

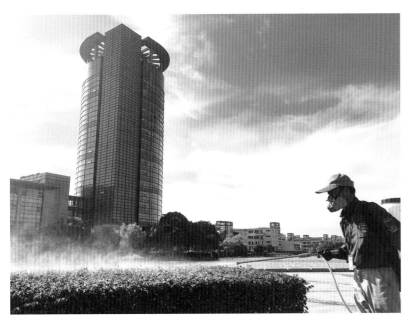

2016年，专业人员为G20杭州峰会进行病媒生物防制保障。

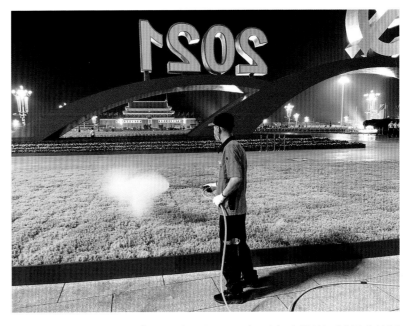

2021年，专业人员在天安门广场进行病媒生物控制。

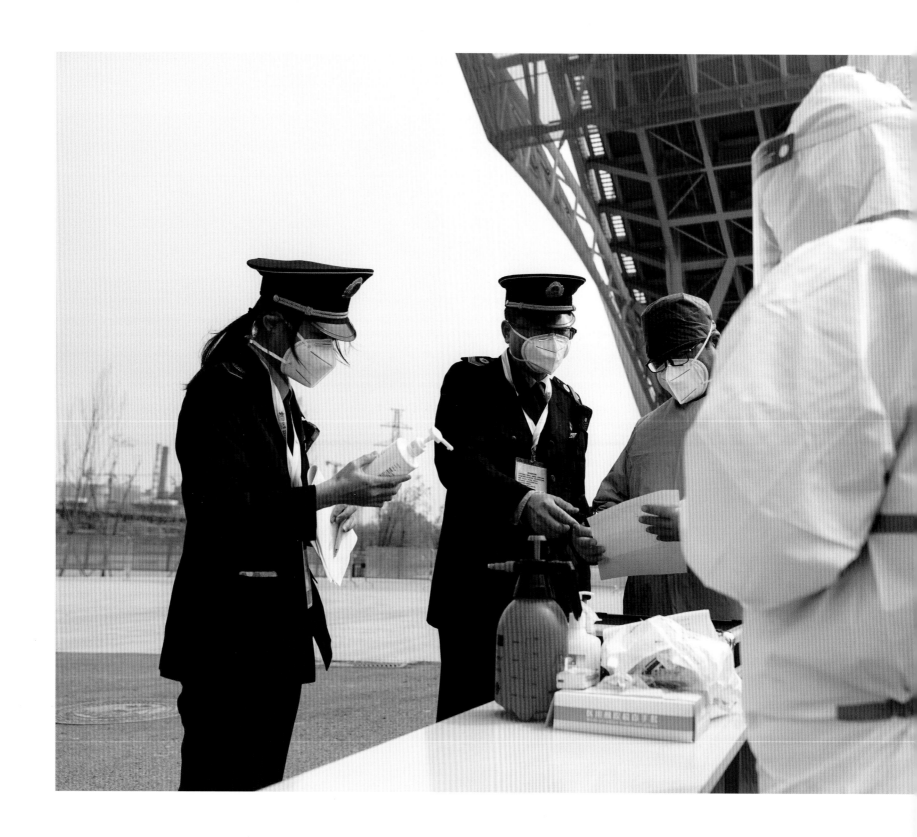

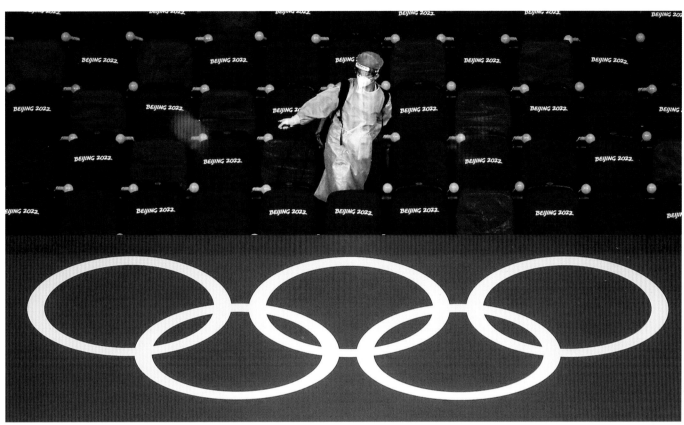

2022年1月8日，北京冬奥会五棵松体育中心场馆，防疫人员正在进行消杀工作，为冬奥场馆筑牢防疫屏障，确保冬奥安全。

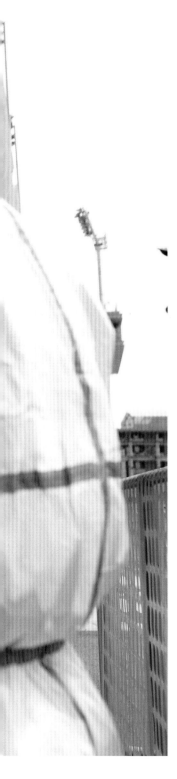

2022年北京冬奥会筹备期间，卫生健康监督人员严格执法，把好首钢滑雪大跳台卫生关。

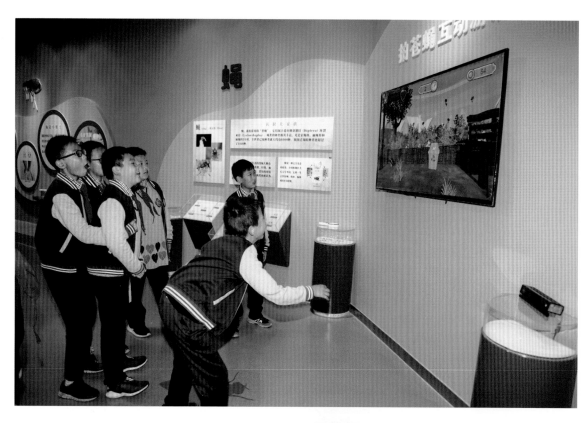

四川省成都病媒生物科普馆是主要面向青少年群体及社会公众开放的病媒生物专业展馆。展馆以"认识小害虫，关注大健康"为主题，通过展示病媒生物孳生环境、特点、标本，介绍家庭病媒生物防制方法，开展有趣的互动游戏，旨在从娃娃抓起，传递"关注病媒生物防制，建设清洁健康家园"的理念，依靠"小手拉大手"，将健康知识通过孩子辐射到家庭和社区。

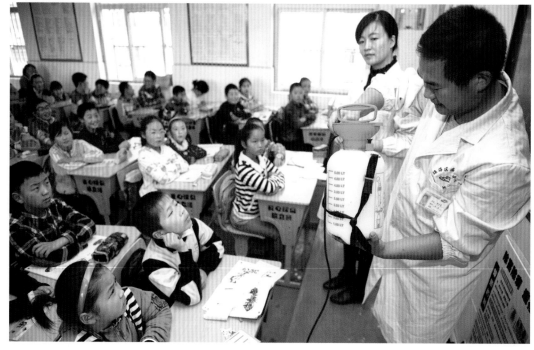

防范"四害"知识走进校园。2014年4月14日，安徽省合肥市铜陵路街道联合瑶海区疾控中心在农民工子弟学校——常胜小学开展以"远离病媒生物，你我同享健康"为主题的爱国卫生月宣传活动。卫生工作人员向孩子们讲解了老鼠、苍蝇、蚊子、蟑螂的生活习性及其危害，现场示范投放药物、放置捕鼠夹的正确方法，引导孩子们提高对病媒生物的防范意识，养成良好卫生习惯。

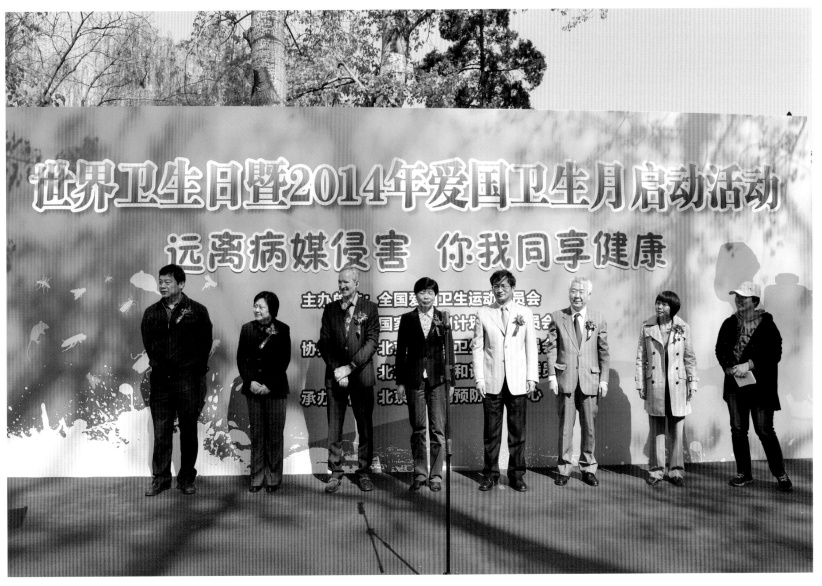

2014年，世界卫生组织驻华代表应邀出席世界卫生日暨爱国卫生月启动活动，有关领导出席活动。

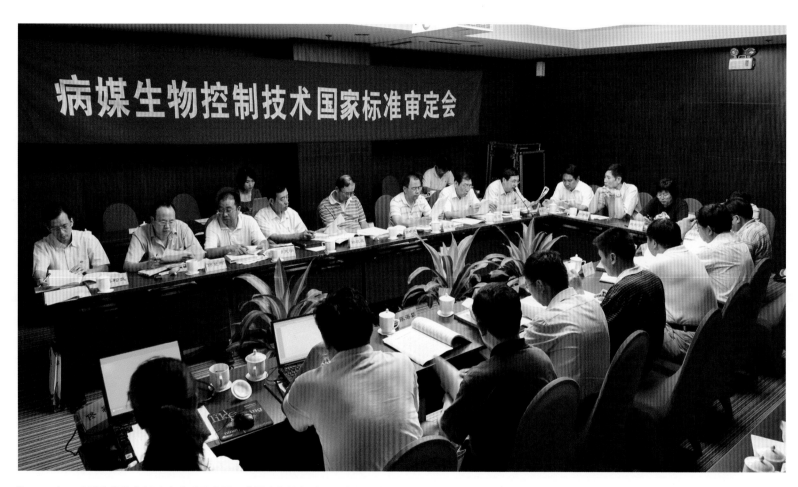

▌ 2010年，病媒生物控制标准专业委员会召开病媒生物控制技术国家标准审定会。

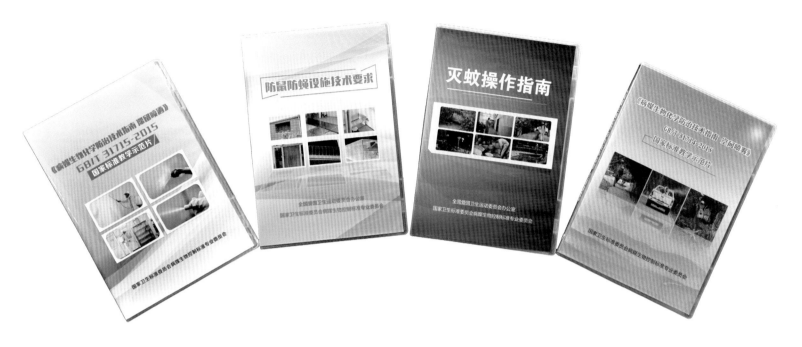

《灭蚊操作指南》等视频光盘。

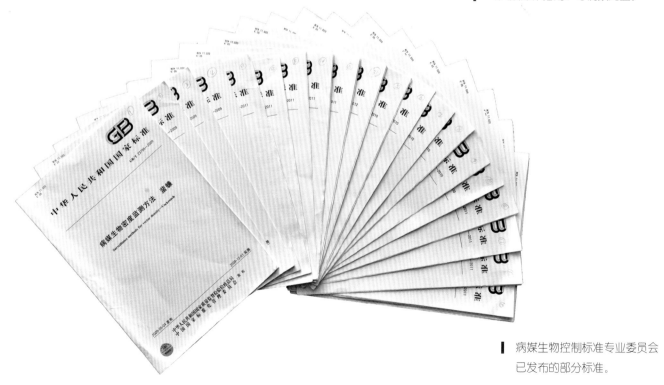

病媒生物控制标准专业委员会
已发布的部分标准。

新中国成立伊始，全国不少地区的环境卫生脏、乱、差，且存在着不同程度的饮水困难和饮水卫生问题，特别是不少农村地区环境卫生状况极差，卫生厕所缺失，肠道传染病和寄生虫病等发病率居高不下，严重威胁人民健康。

　　为尽快改变这一状况，党中央和国务院作出了一系列重要部署，深入开展环境整治、改水改厕工作，努力把乡村和城市建设成人与人、人与自然和谐共处的美丽家园。

整治环境　美丽家园

1960年，北京火车站保持上下一新，干净整洁。

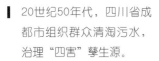

20世纪50年代，四川省成都市组织群众清淘污水，治理"四害"孳生源。

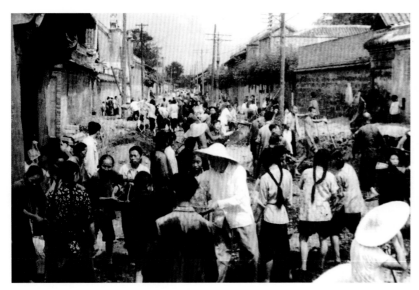

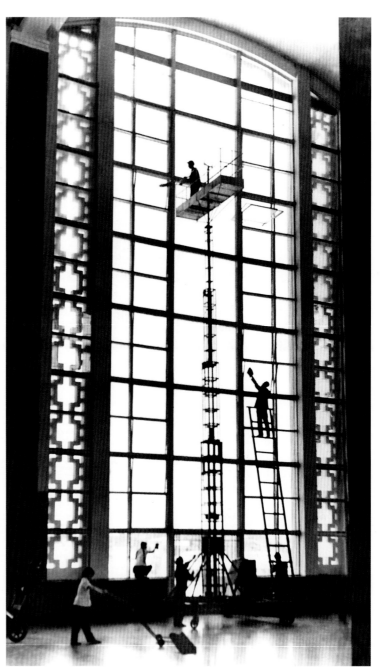

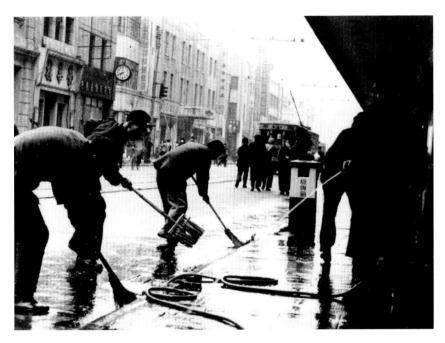

1960年，上海市南京路上的群众在街上大扫除。

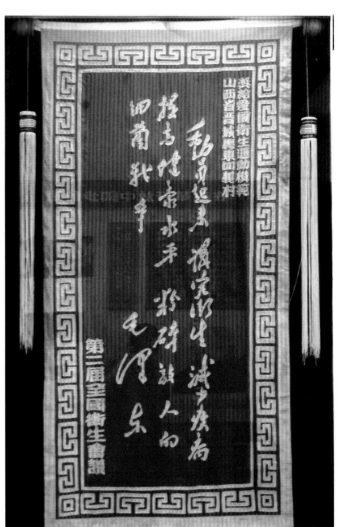

山西省晋城市东四义村荣获毛泽东同志亲笔题词的卫生奖旗。

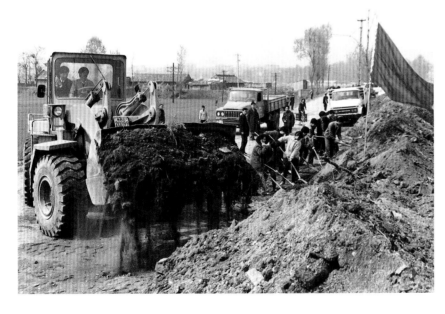

积极行动，整治城乡环境卫生。

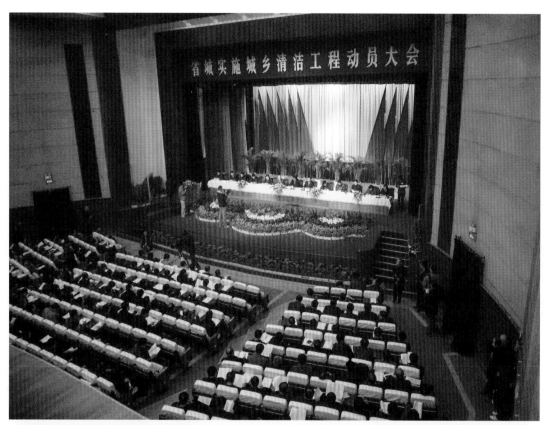

▎山西省太原市举行省城实施城乡清洁工程动员大会。

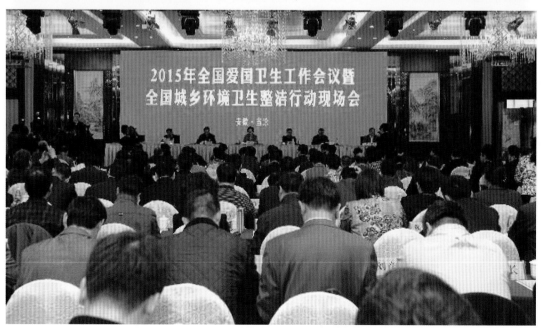

▎2015年，全国爱国卫生工作会议暨全国城乡环境卫生整洁行动现场会在安徽省马鞍山市当涂县召开。

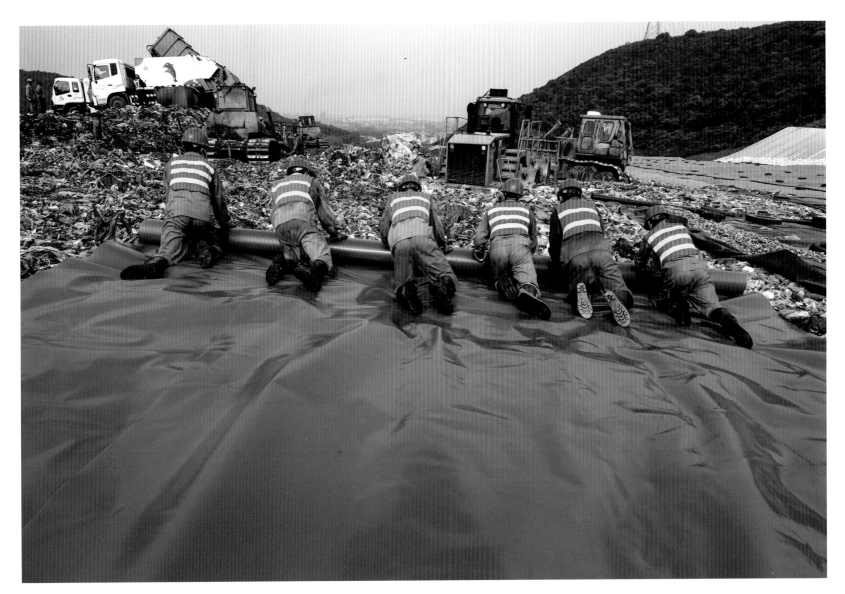

生活垃圾填埋处置，每日全覆盖。

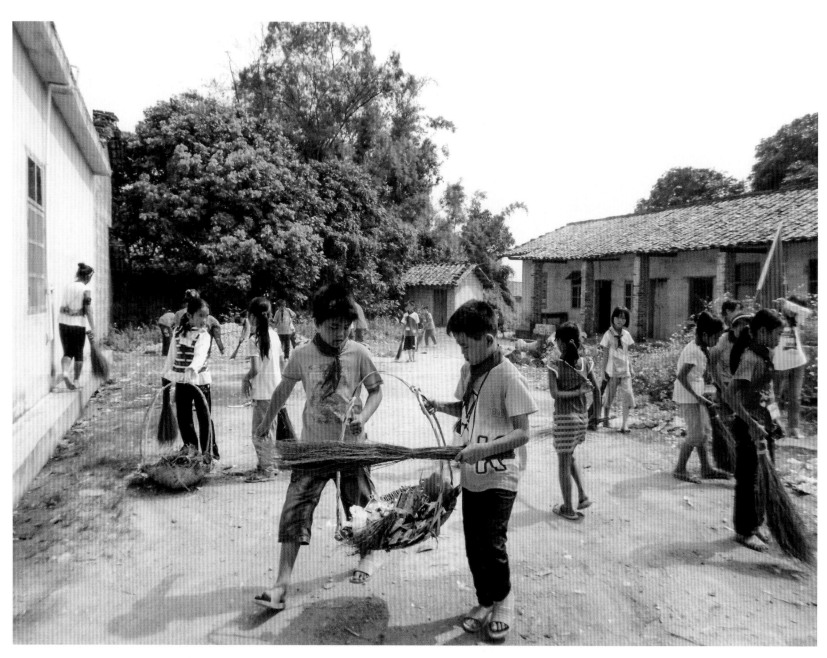

▌ 2020年，广西壮族自治区陆川县中小学校积极开展大扫除。

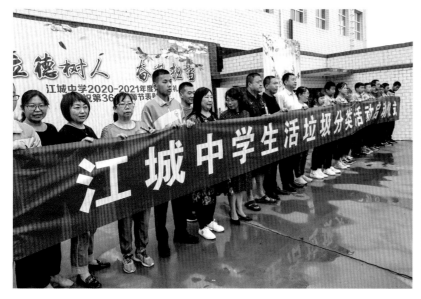

2020年，河北省保定市江城中学开展生活垃圾分类活动。

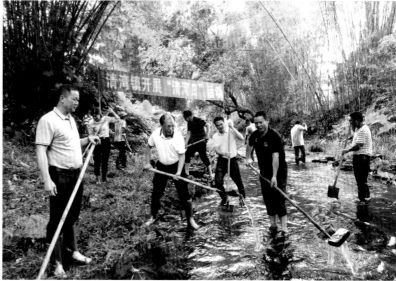

2020年6月3日，广西壮族自治区玉林市启动"清河日"活动，建设美丽幸福河湖。

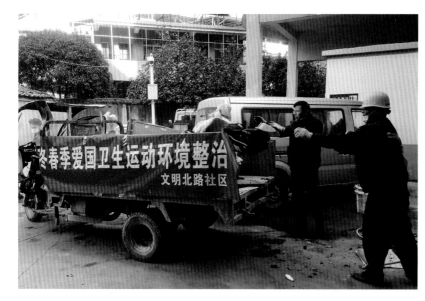

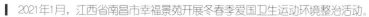

2021年1月，江西省南昌市幸福景苑开展冬春季爱国卫生运动环境整治活动。

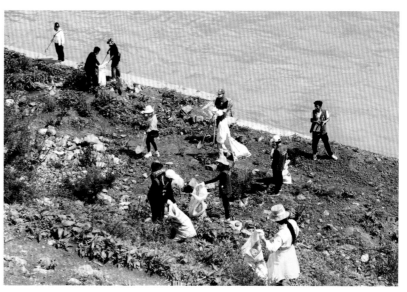

西藏自治区昌都市开展河岸垃圾整治行动。

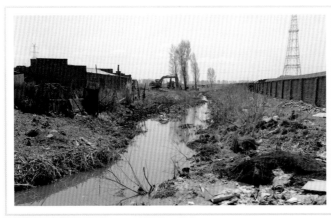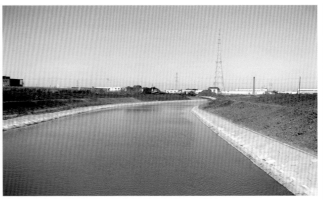

▏ 吉林省长春市富裕河改造前后对比。

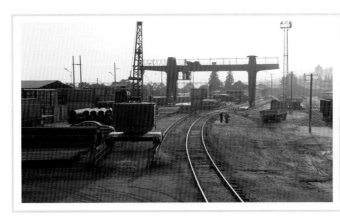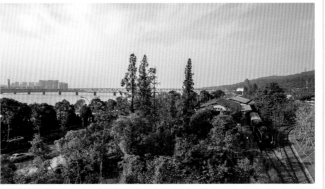

▏ 浙江省杭州市上城区白塔岭今昔对比。

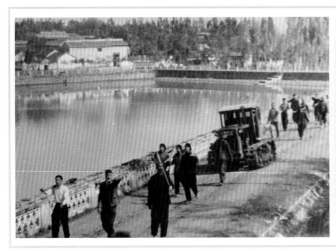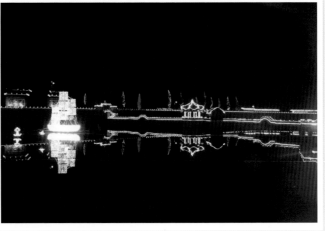

▏ 1958年的东凤湖。　　　　　　　　　　　　　　　▏ 现在的东凤湖夜景。

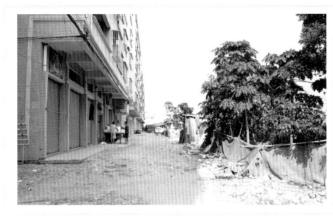
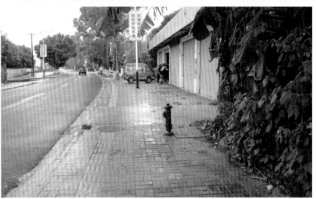

城中村道路改造前后对比。

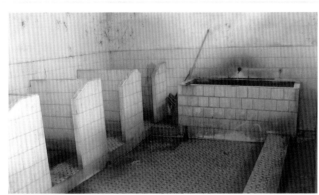
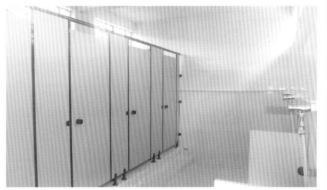

改造前后的公共厕所对比。

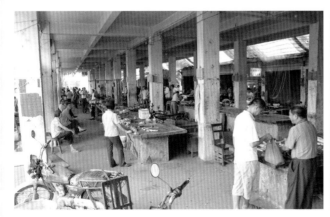
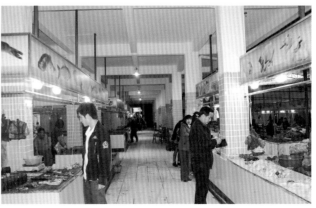

改造前后的农贸市场对比。

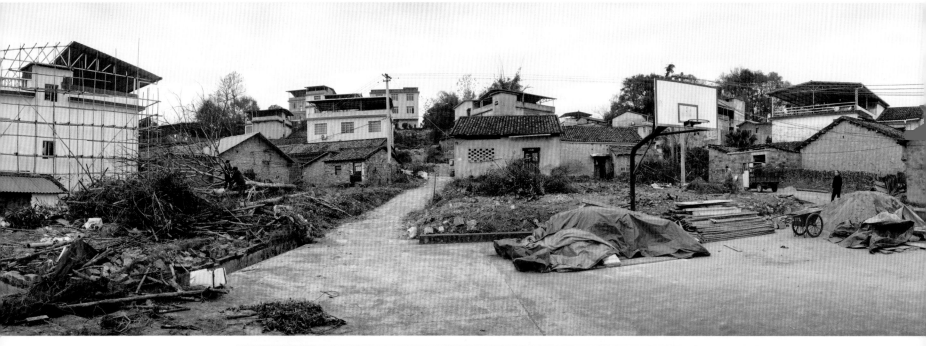

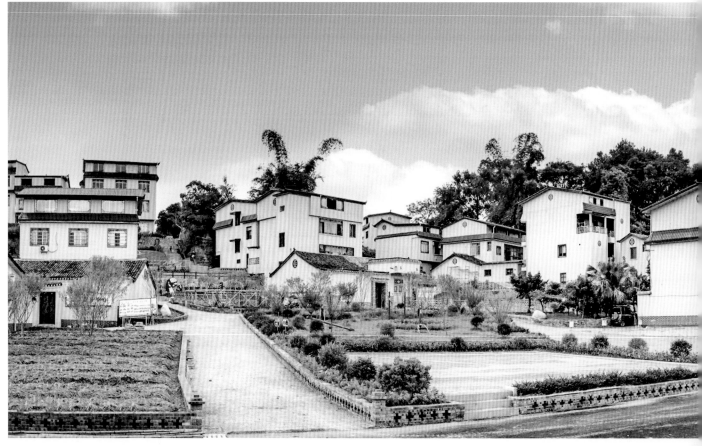

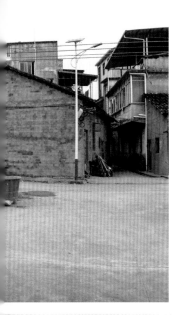

"十三五"以来，广西壮族自治区桂林市大力开展城乡风貌提升和农村人居环境整治，取得良好效果。图为桂林市永福县苏桥镇交龙屯改造前后对比。

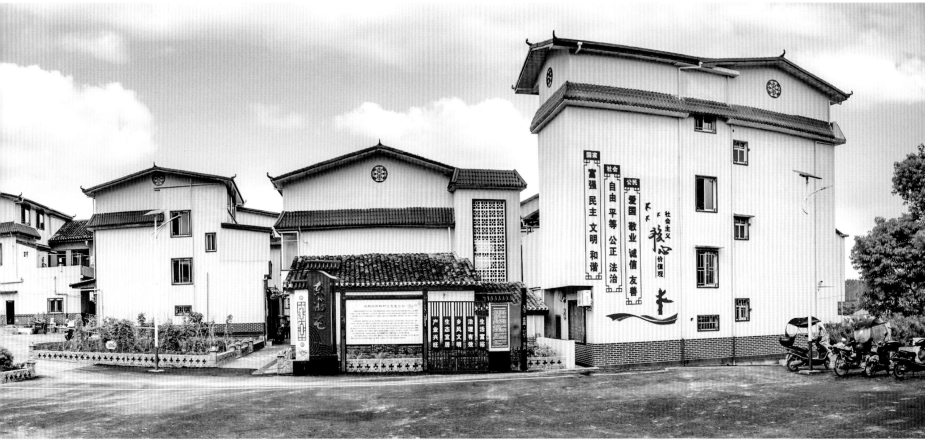

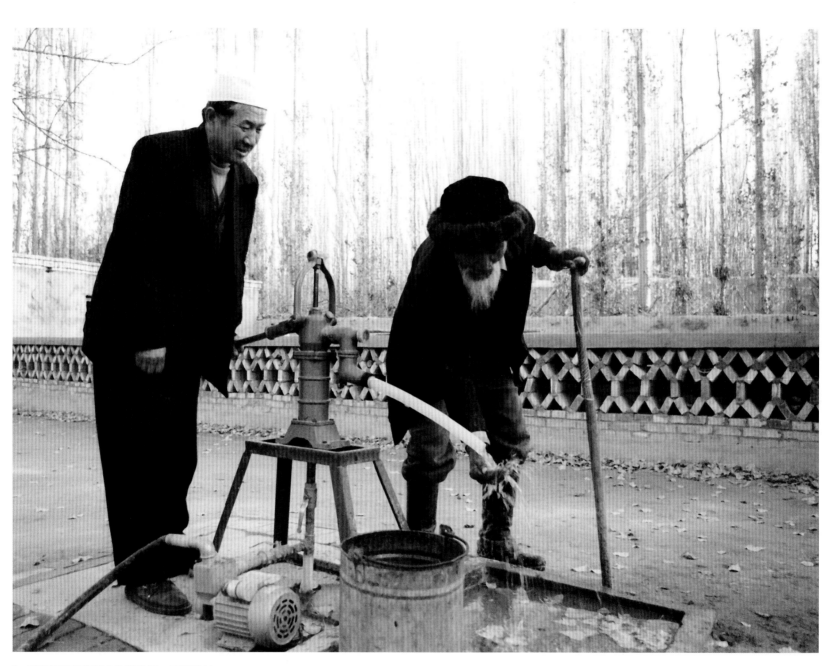

▎ 深受新疆各族群众欢迎的压、电两用井。

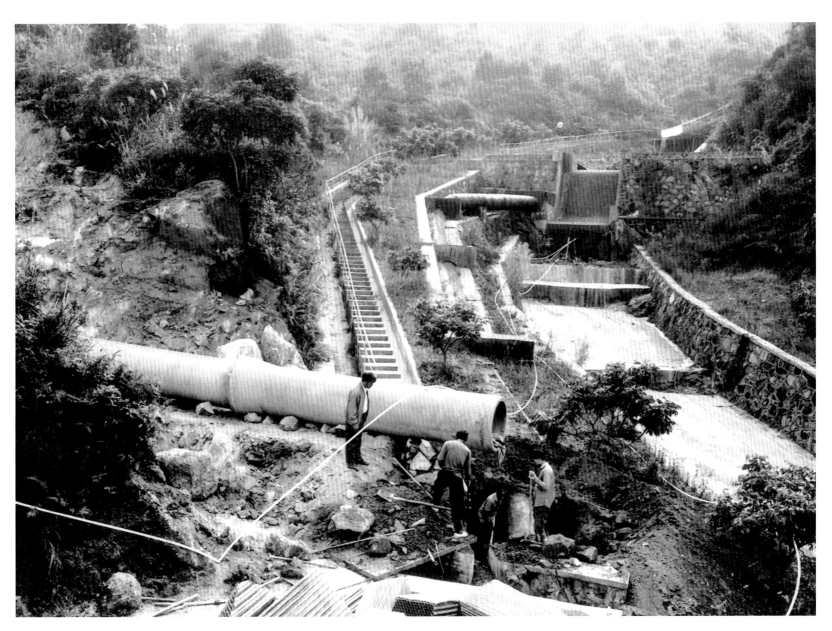

农村自来水工程进行改造后，群众用上了自来水。

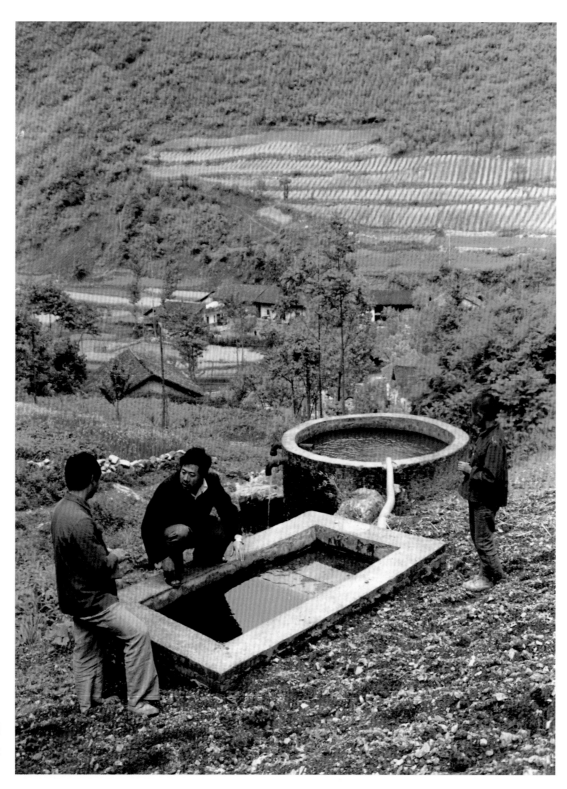

▎2000年，贫困山
区引山泉水解决
农村饮水问题。

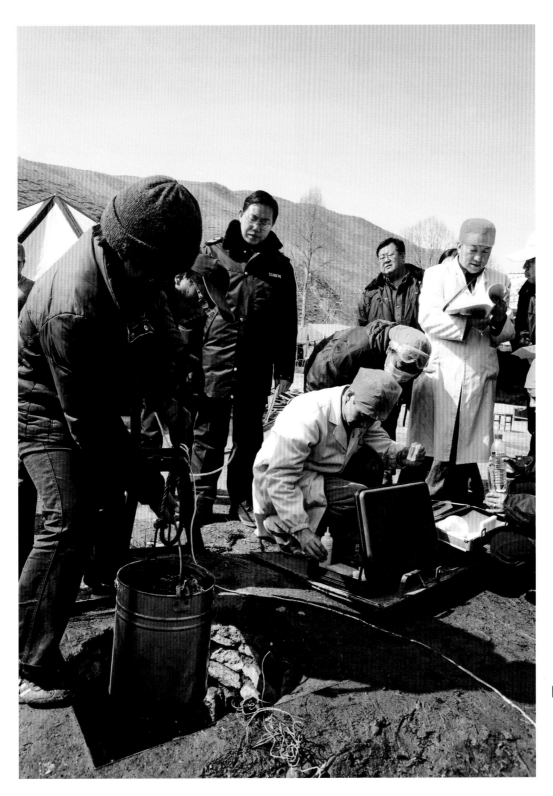

2010年4月，在青海玉树骑兵连医疗驻地附近饮水井处，卫生监督人员对饮用水进行取样检测。

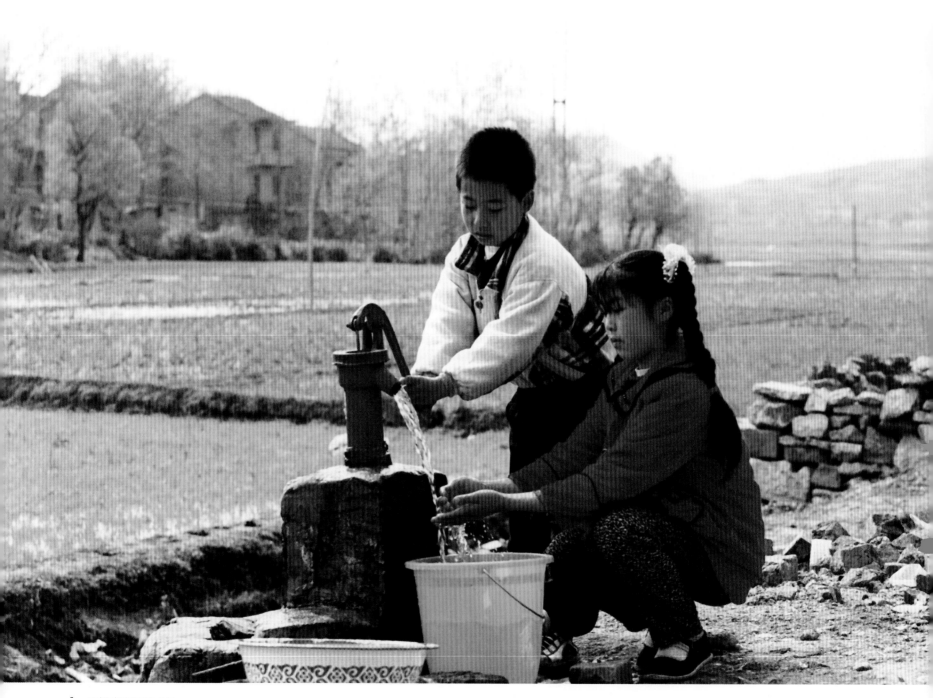

┃ 田间也有了压水井。

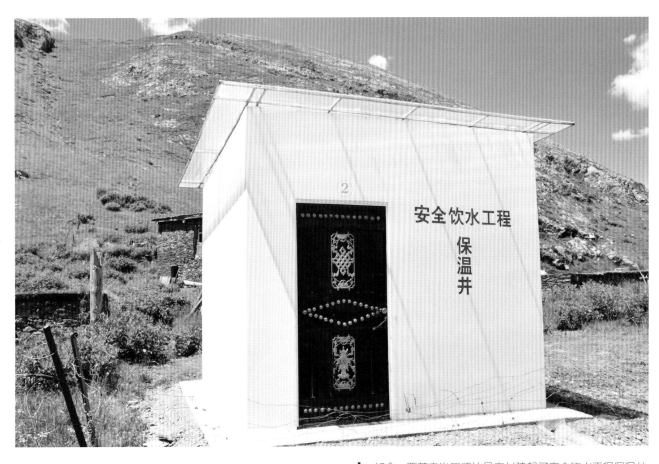

如今，西藏自治区江达县农村建起了安全饮水工程保温井。

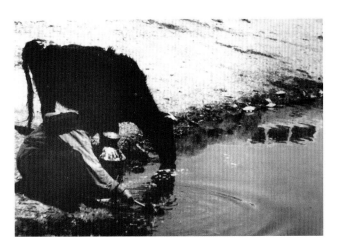

在过去，西藏自治区农牧民人畜共用同一水源。

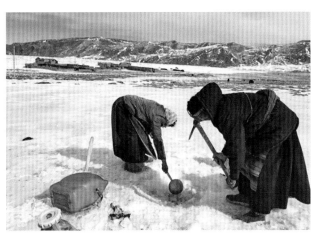

2002年之前，西藏自治区那曲地区农牧民冬季凿冰取水。

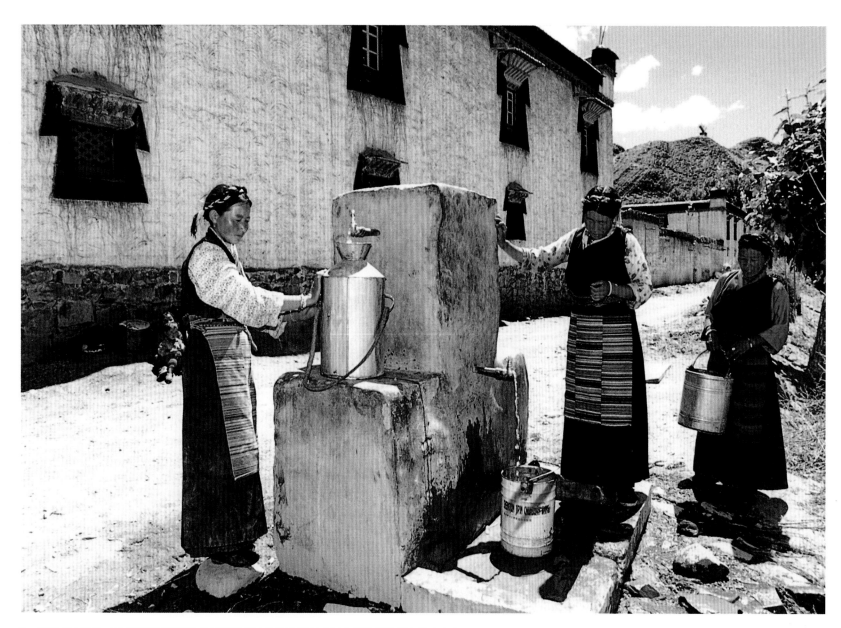

▎20世纪90年代，改水项目使西藏自治区日喀则地区江孜县75个村的藏族同胞用上了自来水。

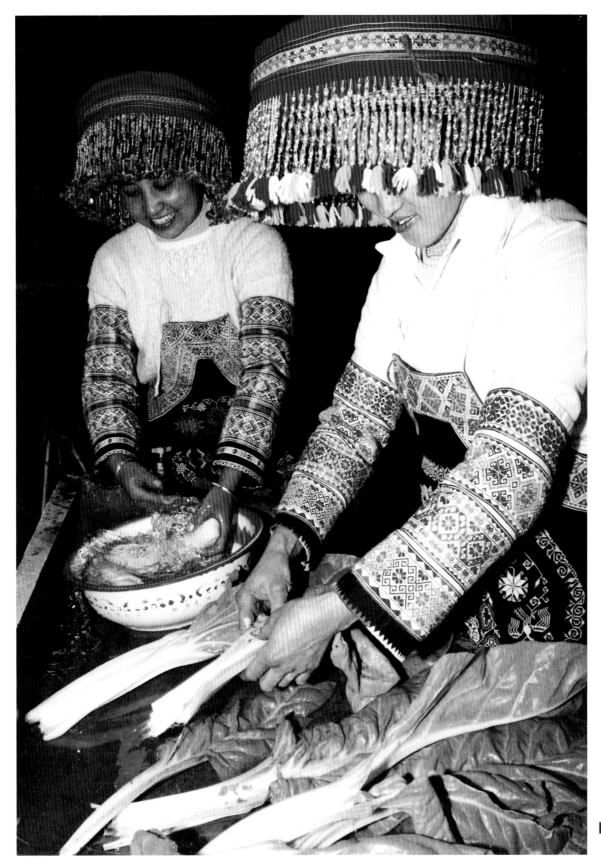

用上了自来水的苗族
姑娘喜在心头。

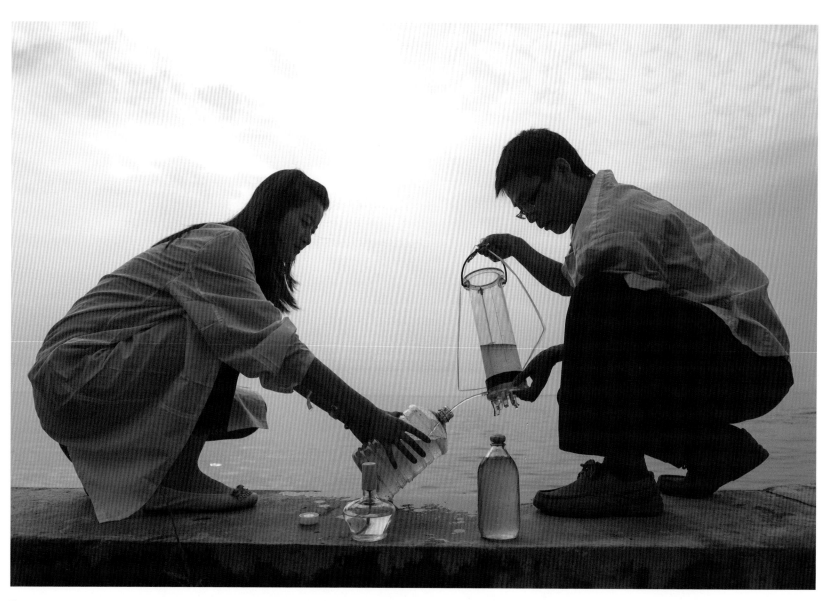

▍水质检测。

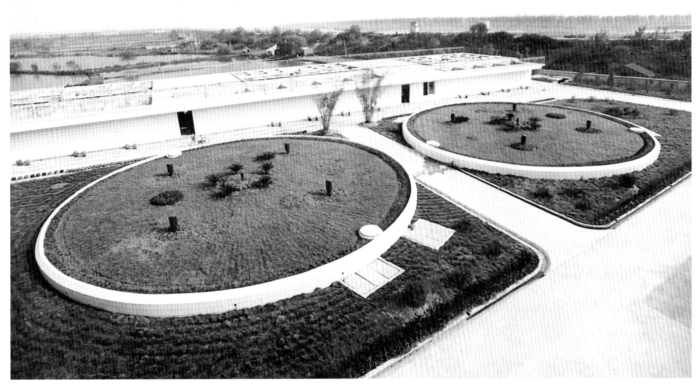

湖北省利用世界银行贷款修建的花园式农村水厂。

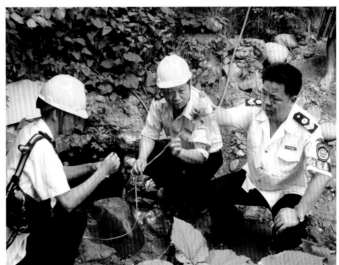

现场余氯监测。

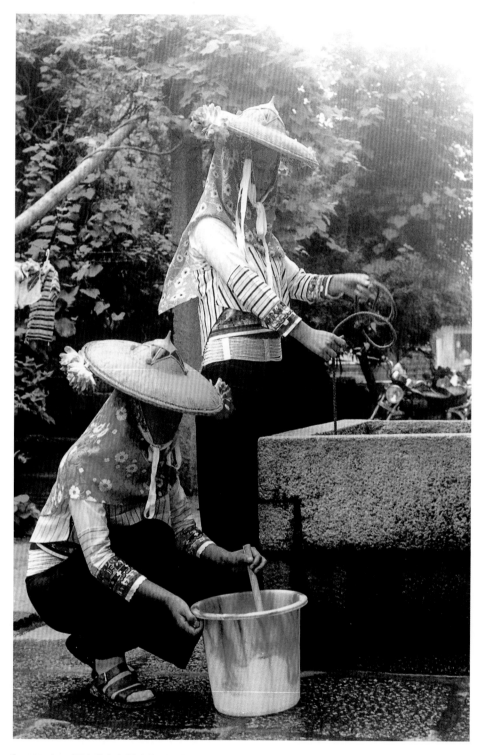

▌ 1985年，福建省惠安县定期对饮用井水进行消毒，预防肠道传染病。

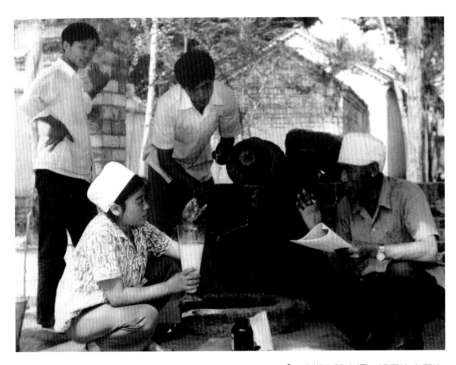

定期化验水源，确保饮水卫生。

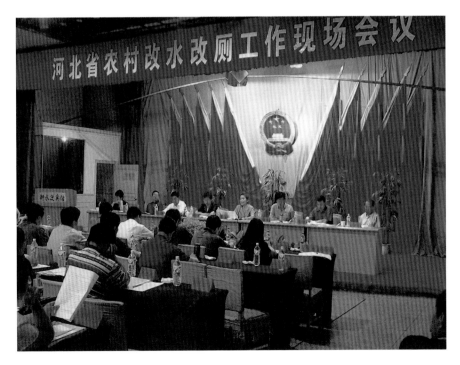

河北省政府召开农村改水改厕工作现场会。

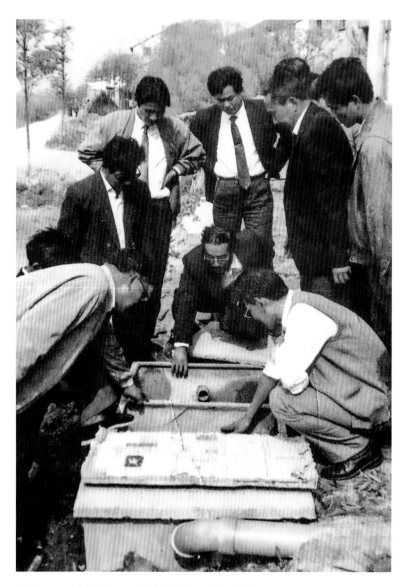

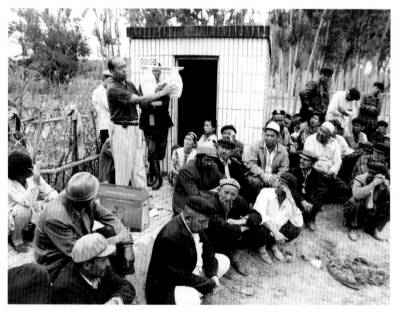

┃ 20世纪90年代初，江苏省苏州市积极进行农村
三格式无害化卫生户厕改造。

┃ 新疆维吾尔自治区阿克苏市在农村召开改厕现场会。

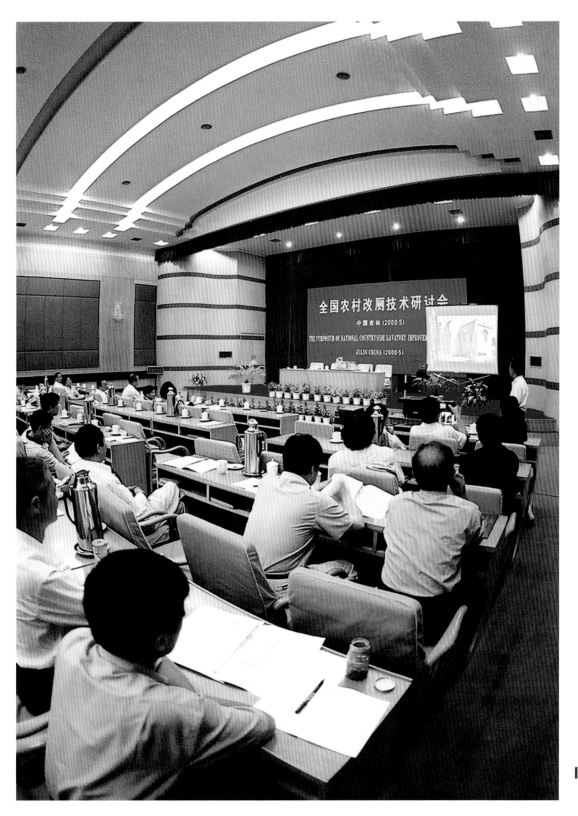

2000年，在吉林省长春市举办的全国农村改厕技术研讨会。

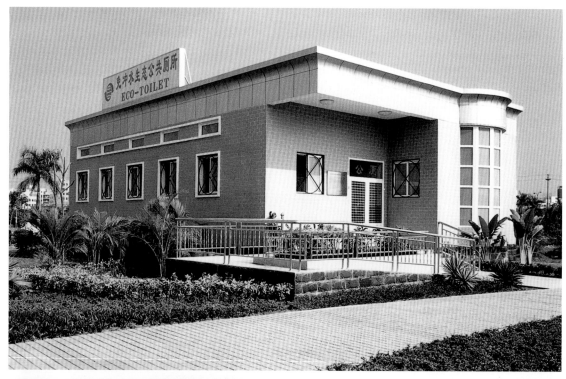

免冲水生态公厕。

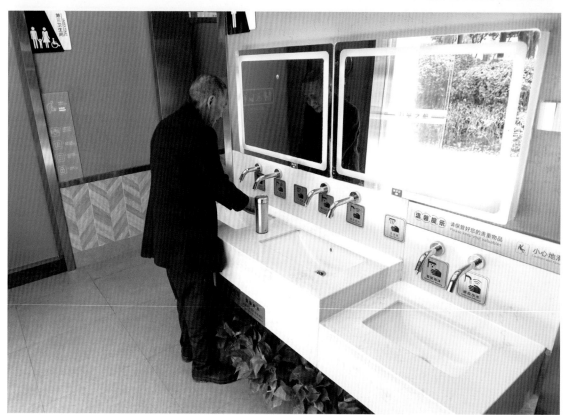

在湖南省长沙县星沙中心广场的智慧厕所，市民使用不接触洗手系统。

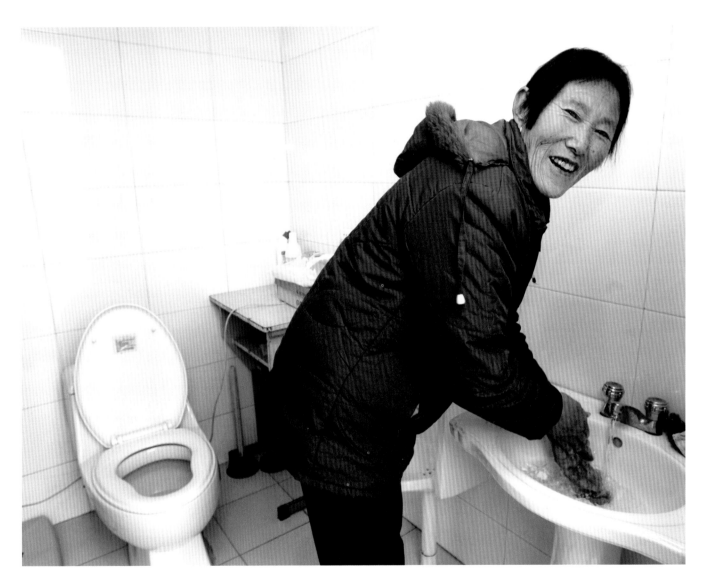

为提高群众生活质量，上海市崇明区横沙乡对全乡24个村的一万余农户进行改厕，实现了抽水马桶全覆盖。

卫生城镇创建活动是推动爱国卫生运动深入广泛开展的重要载体和有效方式，对改善城乡环境、预防和控制疾病、保护人民健康发挥了巨大作用，对促进社会文明进步和经济社会发展作出了重要贡献。截至2021年底，全国现有国家卫生城市（区）270个，占总数的66.3%；现有国家卫生县（市）782个，占总数的41.9%。现有国家卫生乡镇2637个，占总数的9.2%。通过创建活动的开展，推动了各地社会良性协调发展，城镇功能不断健全，城乡面貌焕然一新，群众生活环境显著改善。

卫生城镇　面貌一新

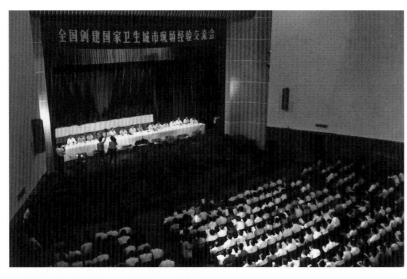

▌1990年6月17日，全国创建国家卫生城市现场经验交流会在山东省威海市召开。

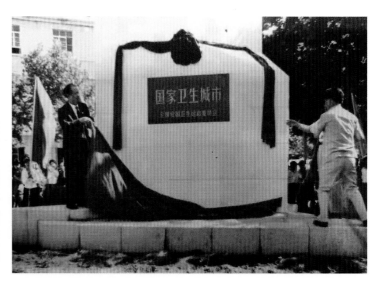

▌威海市国家卫生城市纪念碑揭幕仪式。

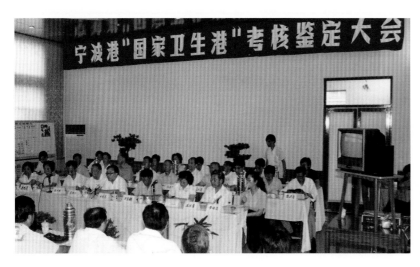

▌1991年，宁波港"国家卫生港"考核鉴定大会现场。

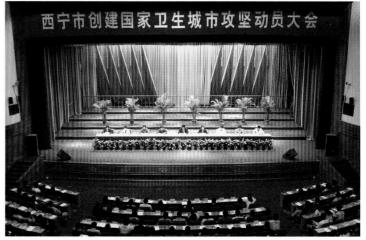

▌2008年6月，青海省西宁市召开创建国家卫生城市攻坚动员大会。

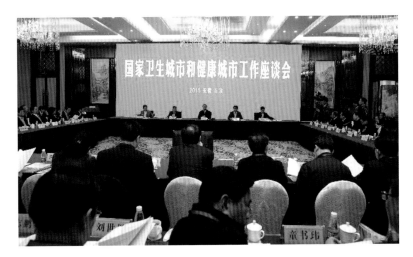

2015年，全国爱国卫生运动委员会办公室在安徽省马鞍山市当涂县召开国家卫生城市和健康城市工作座谈会。

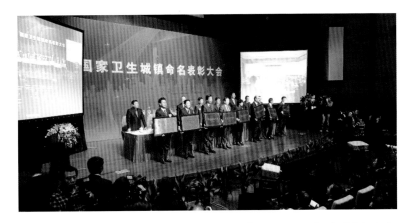

国家卫生城镇命名表彰大会。

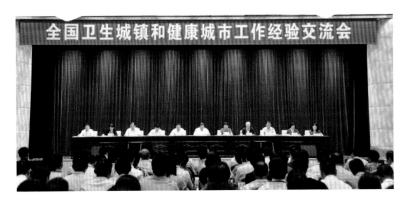

全国卫生城镇和健康城市工作经验交流会。

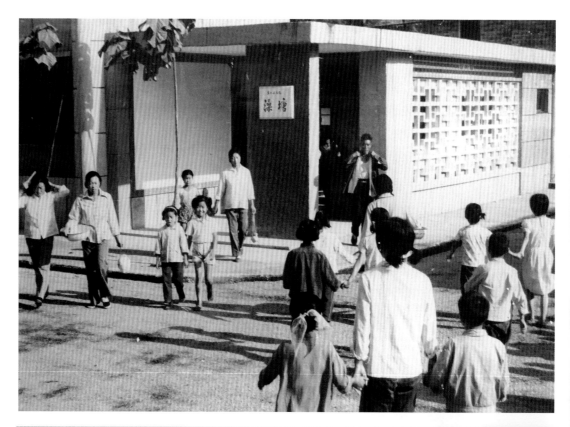

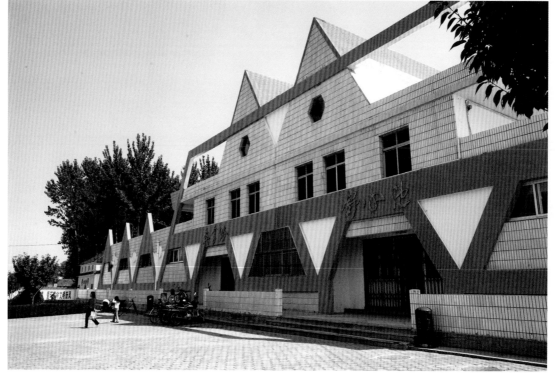

▍ 山西省晋城市公共浴
室东四义洗浴中心今
昔对比。

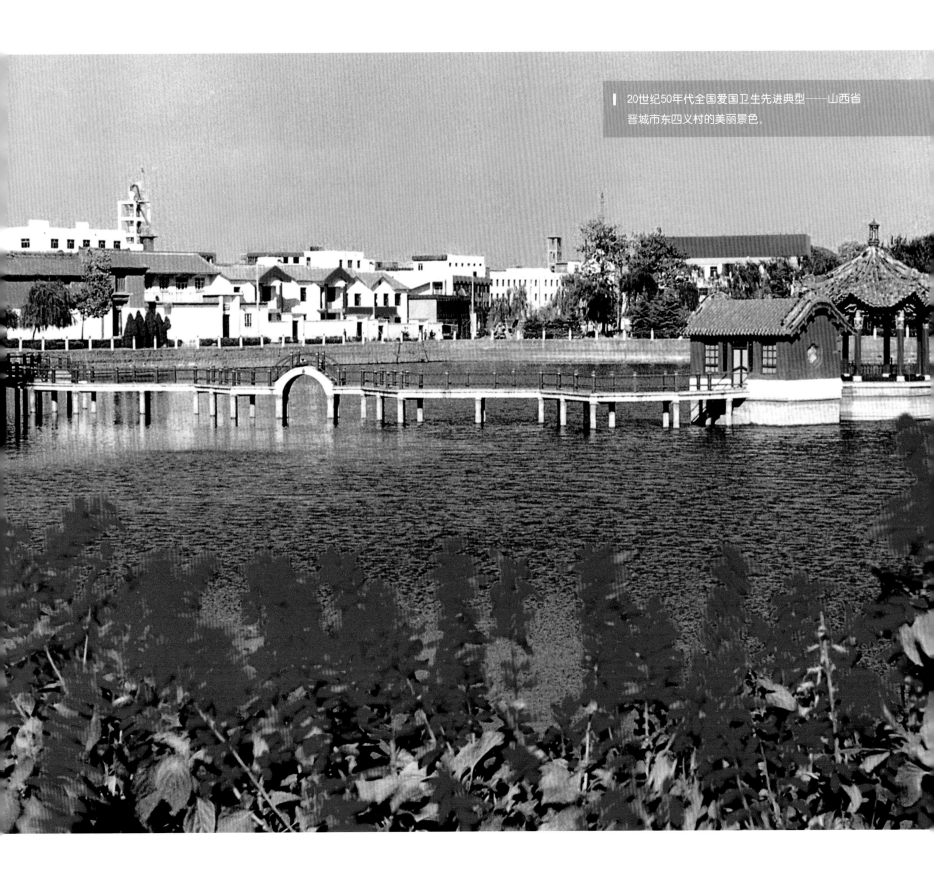

20世纪50年代全国爱国卫生先进典型——山西省晋城市东四义村的美丽景色。

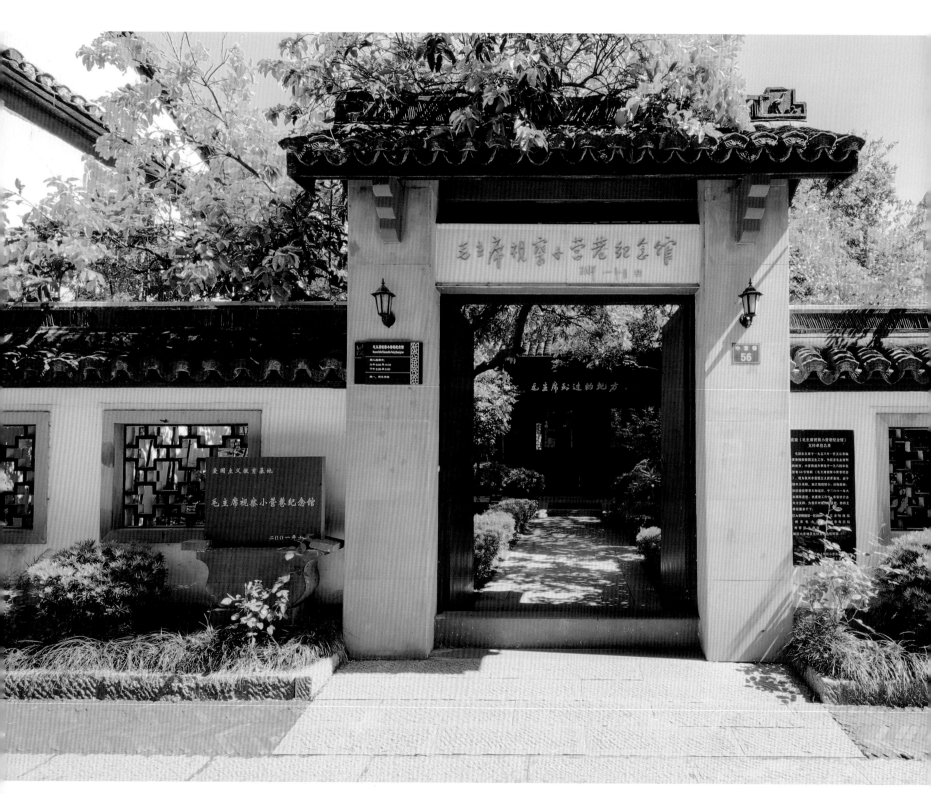

▎ 1958年1月5日，毛泽东同志视察浙江省杭州市小营巷社区的爱国卫生工作。图为毛主席视察小营巷纪念馆。

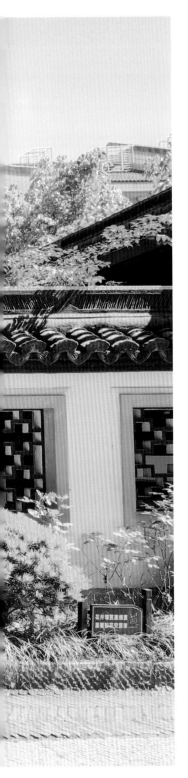

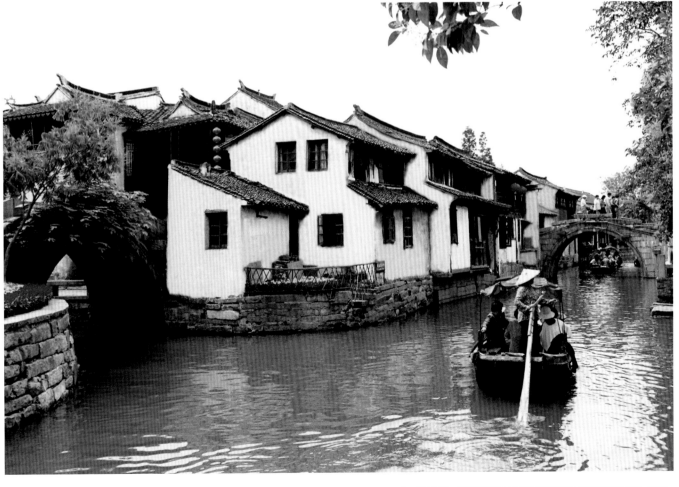

2002年，江苏省昆山市周庄镇荣获"国家卫生镇"称号。

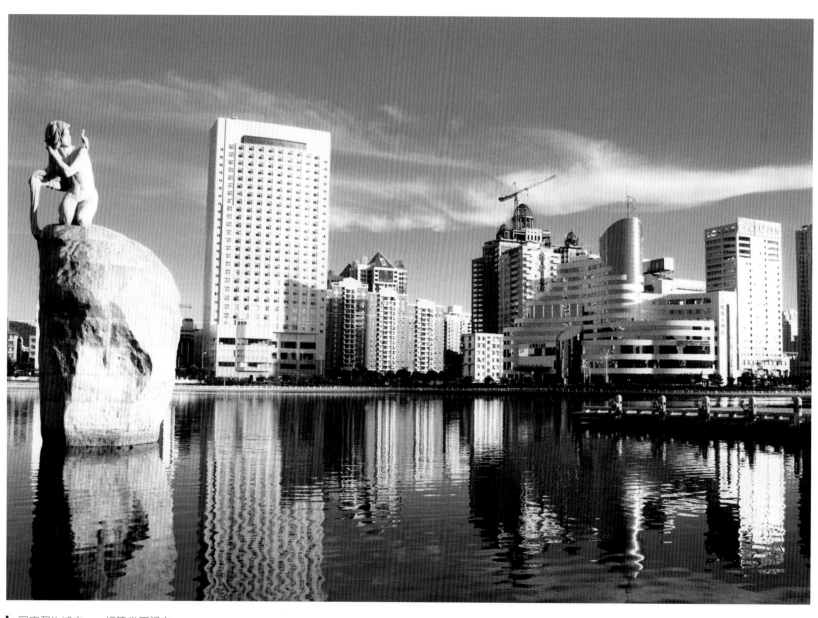

┃ 国家卫生城市——福建省厦门市。

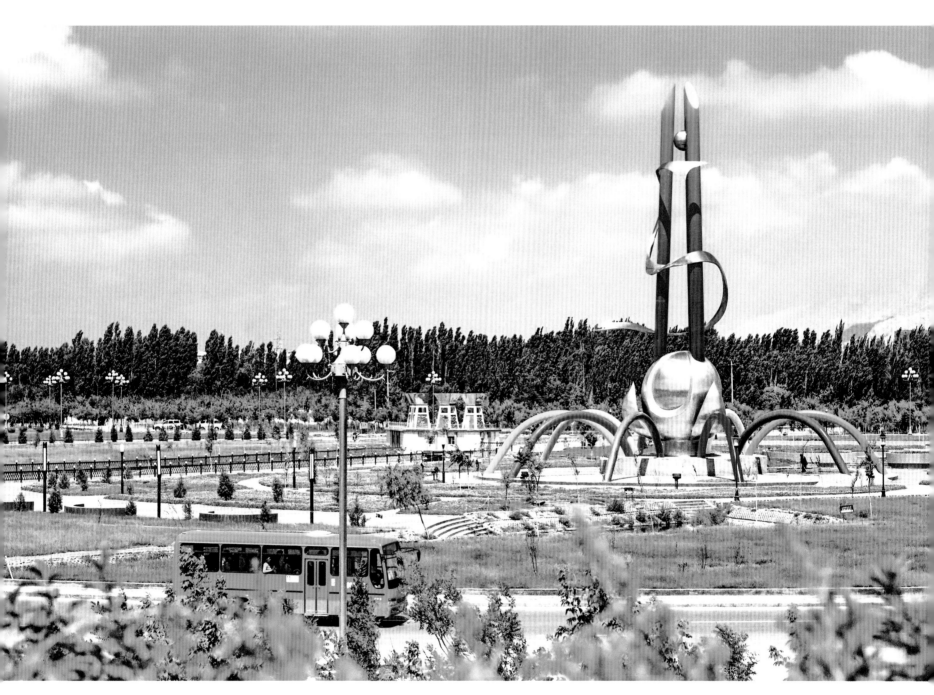

国家卫生城市——新疆维吾尔自治区库尔勒市。

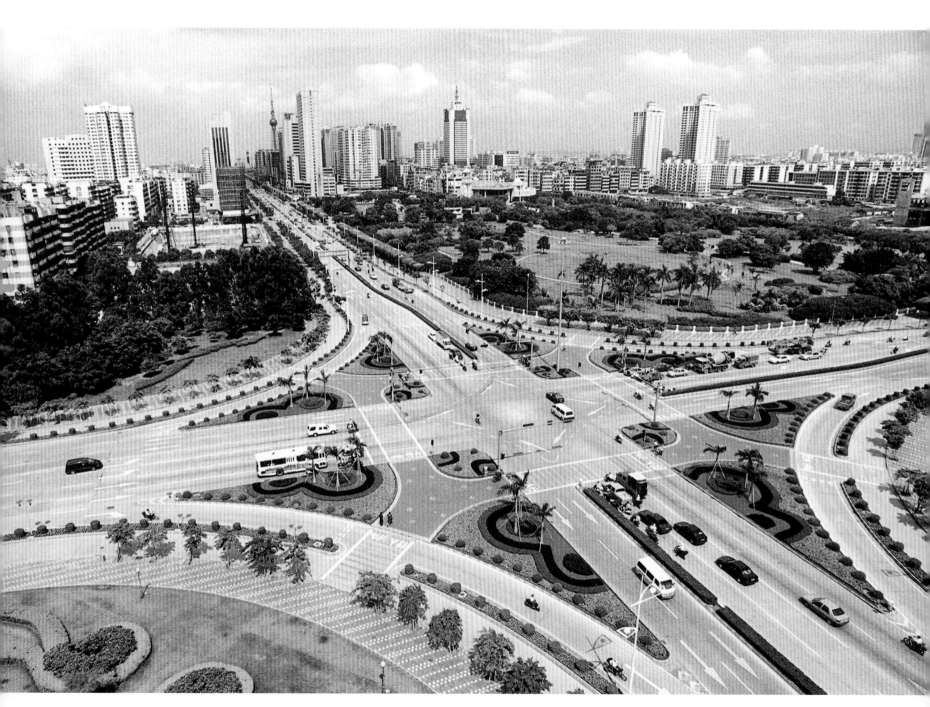

▎ 国家卫生城市——广东省佛山市。

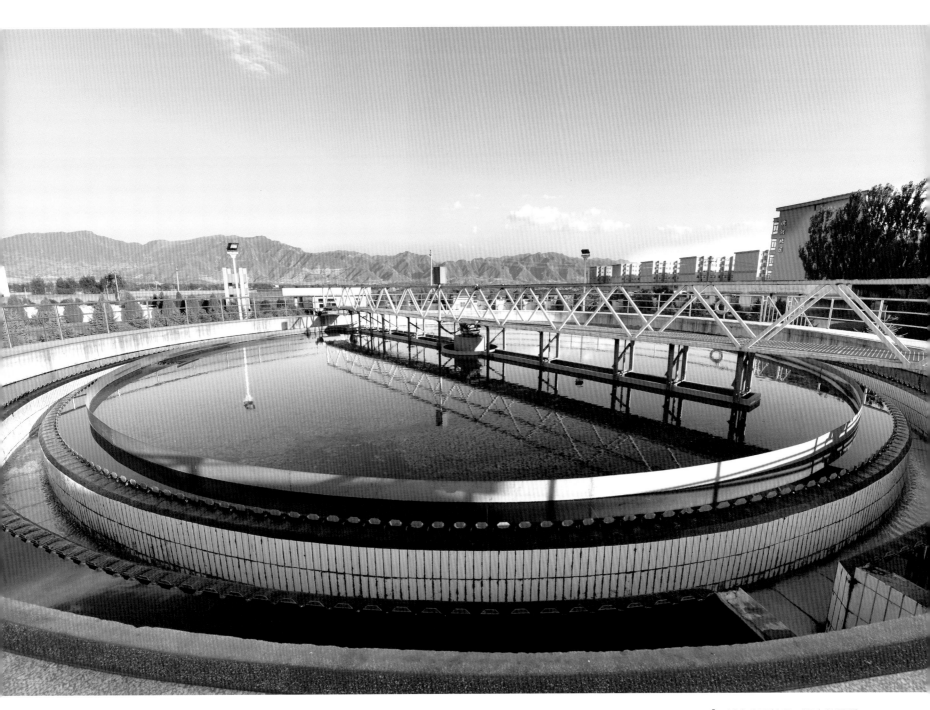

I 城市生活垃圾、污水处理厂。

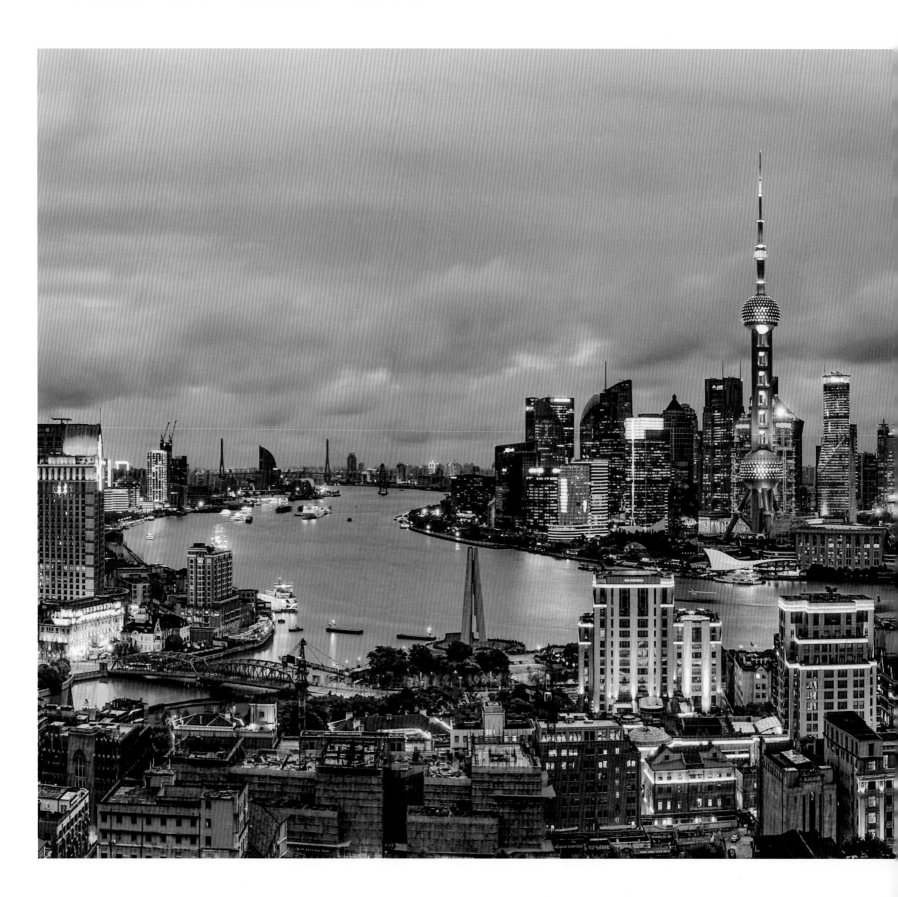

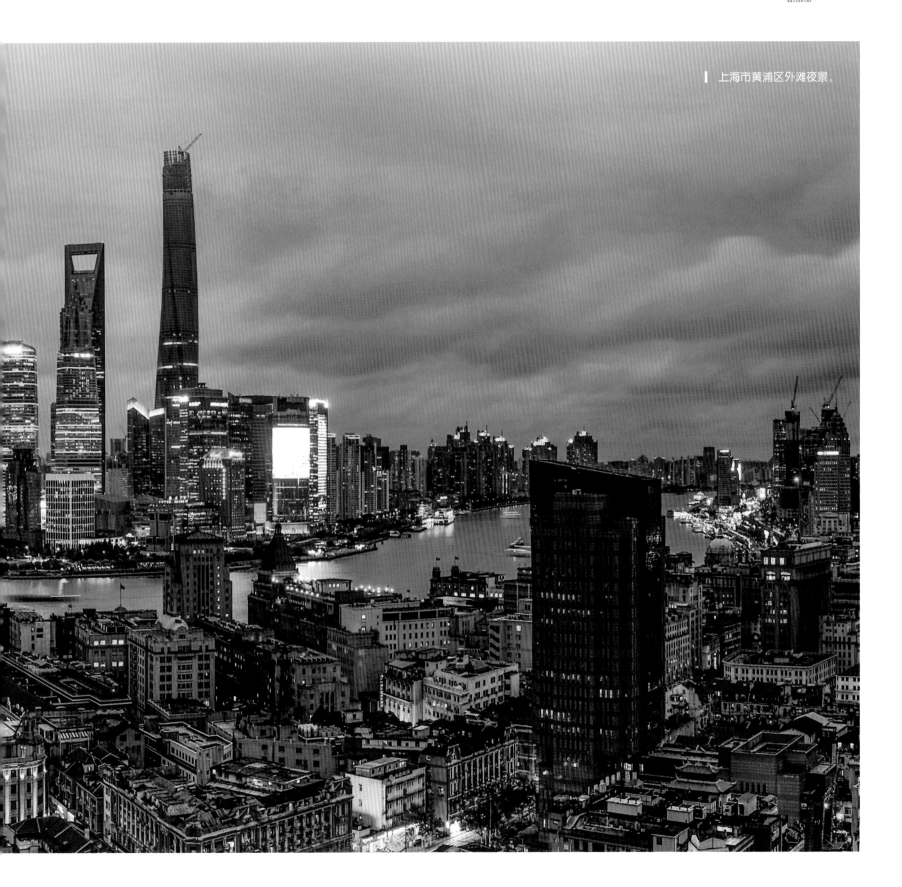

上海市黄浦区外滩夜景。

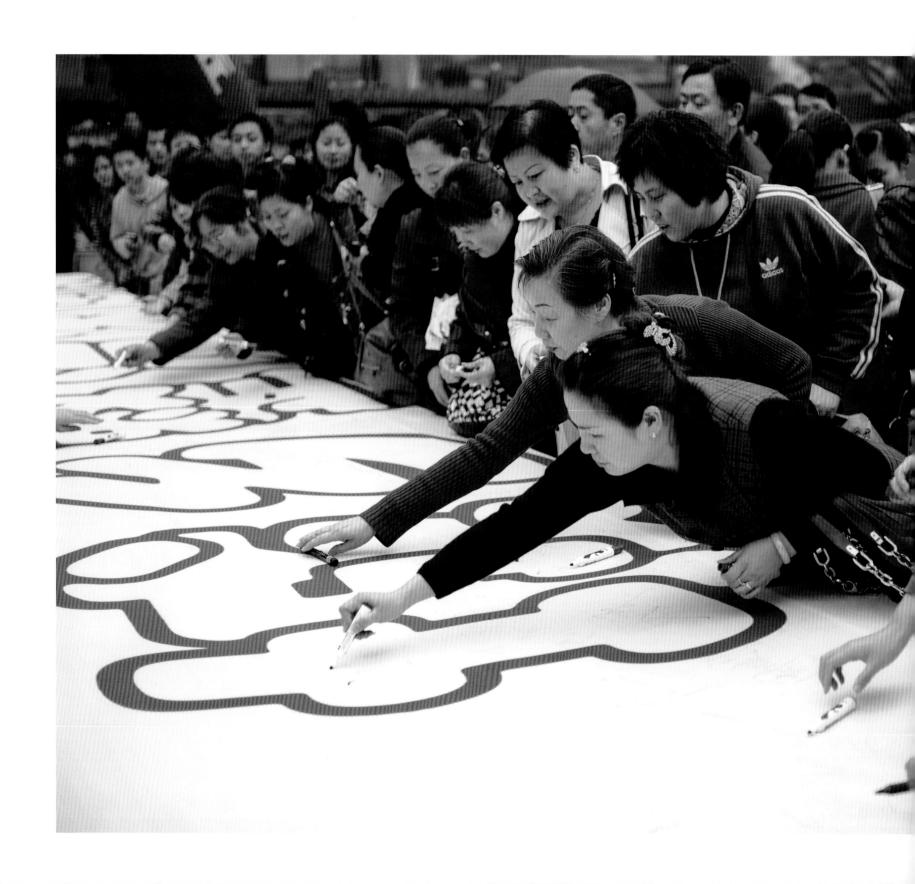

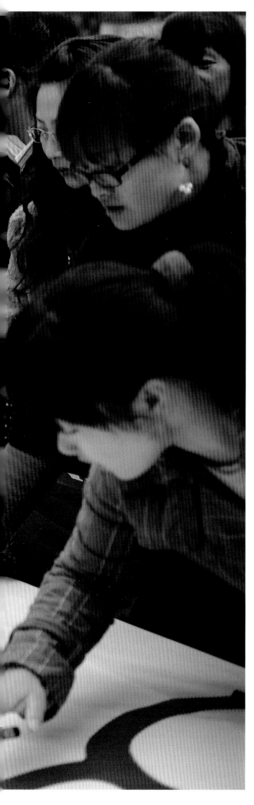

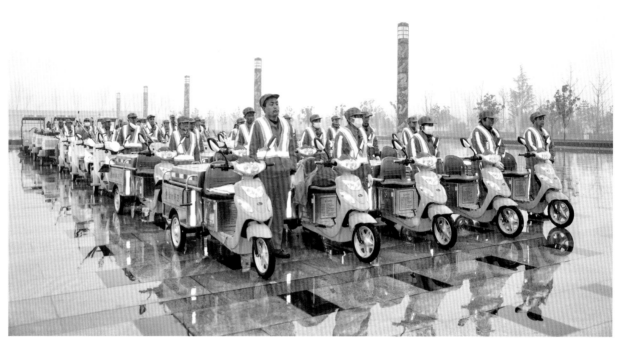

环卫助力促健康。

为动员群众参与卫生创建工作，2014
年11月25日，重庆市沙坪坝区三峡广
场开展卫生创建万人签名活动。

为了应对快速城市化带来的健康新问题，推进城市的可持续发展，我国从2007年开始在卫生城镇创建工作的基础上试点探索健康城市建设工作，将健康融入城市规划、建设、管理全过程，打造卫生城市"升级版"。通过近几年的工作，各地健康城市建设综合指数和分指数稳步提升，人群健康状况持续改善，人均预期寿命持续上升，婴幼儿死亡率、5岁以下儿童死亡率、孕产妇死亡率持续下降。健康城市建设进入了快发展、显成效的重要时期，打造了一批健康城市建设的样板市，为健康中国建设打下了坚实的基础。

健康城镇　和谐宜居

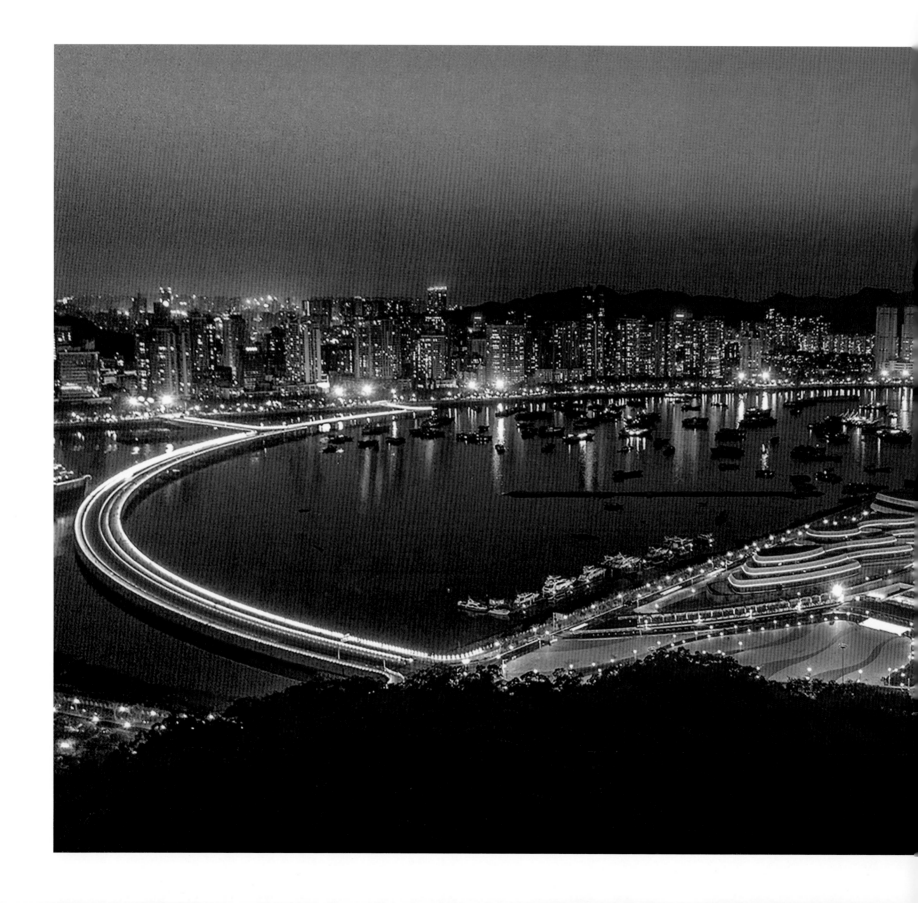

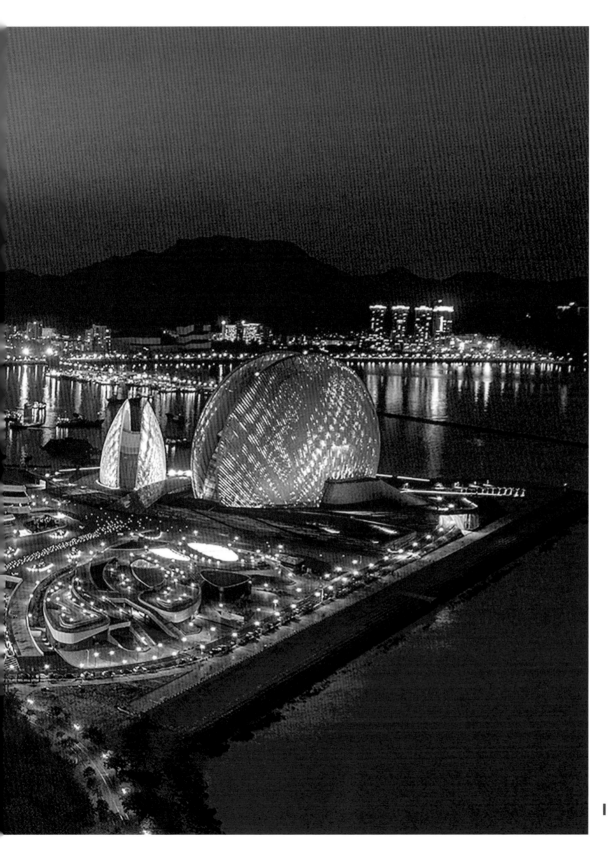

广东省珠海市于2010年正式启动健康城市建设工作，积极探索健康城市发展之路。

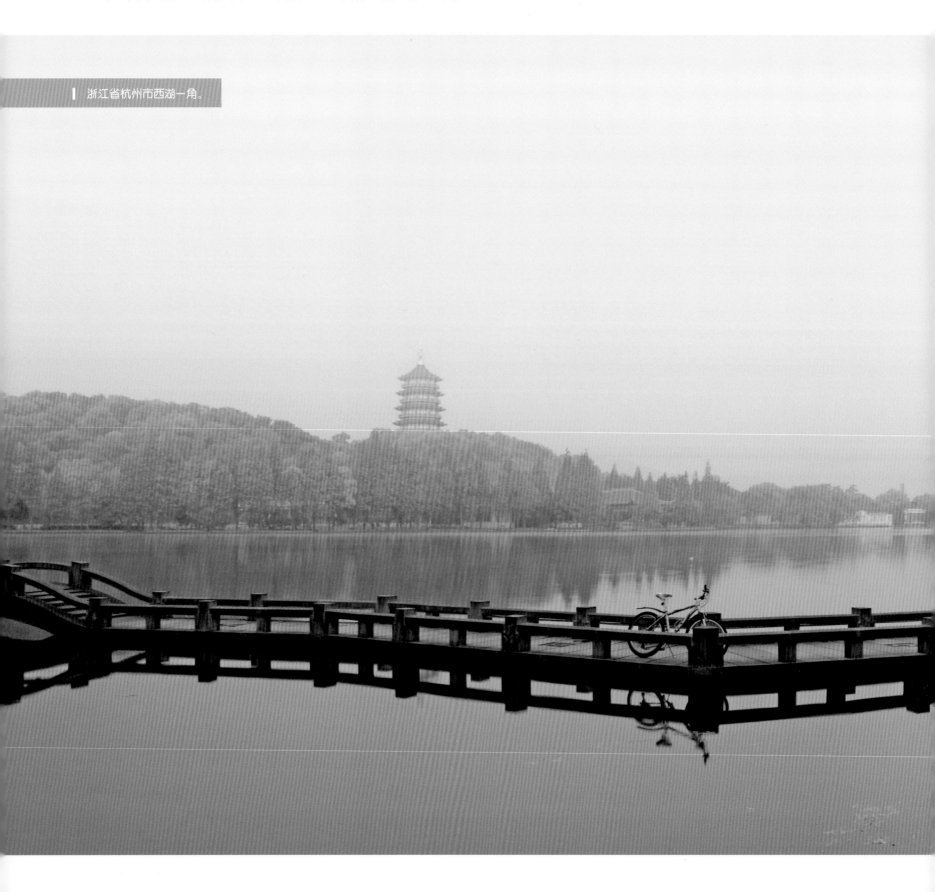

浙江省杭州市西湖一角。

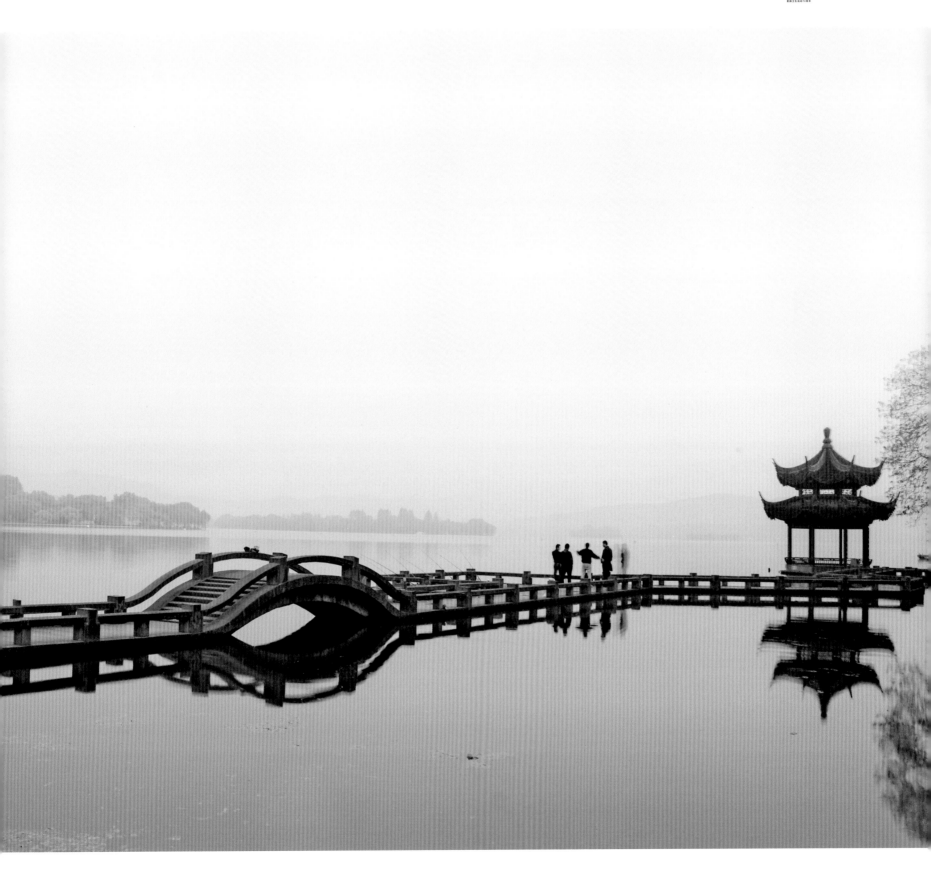

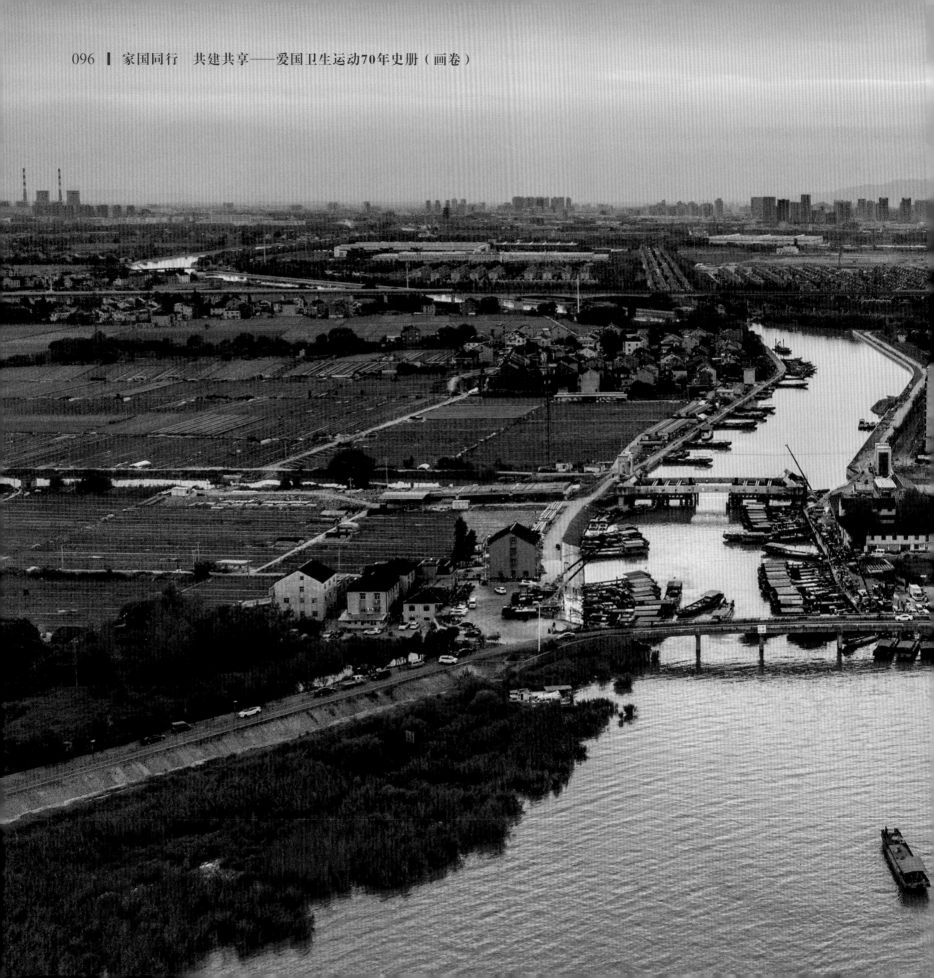

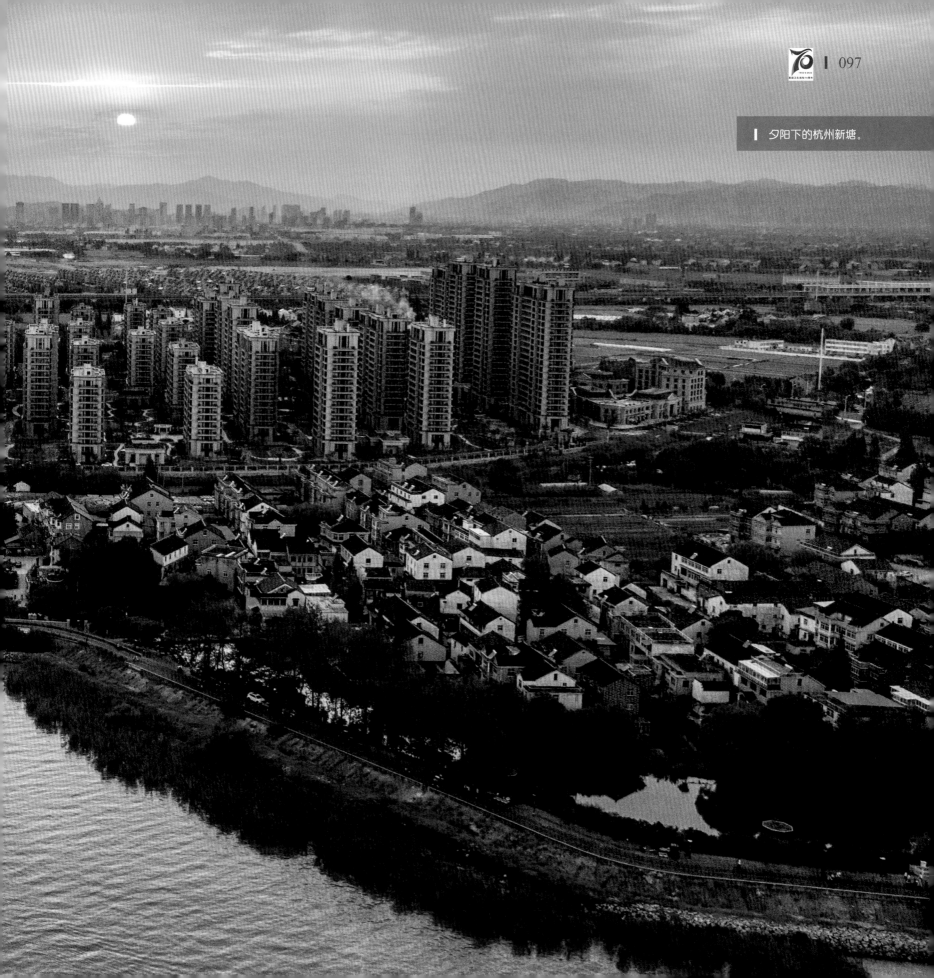

夕阳下的杭州新塘。

▎四川省成都市龙泉山城市森林公园，是成都市将健康融入城市规划的具体体现，公园位于成都市龙泉山脉成都段，南北向绵延90公里，东西向跨度 10～12 公里，包括以龙泉山为主体，以三岔湖、龙泉湖、翠屏湖为代表的龙泉山生态区域，涉及 5 个区（市）县 38 个乡镇（街道）268 个村，总面积约 1275 平方公里。

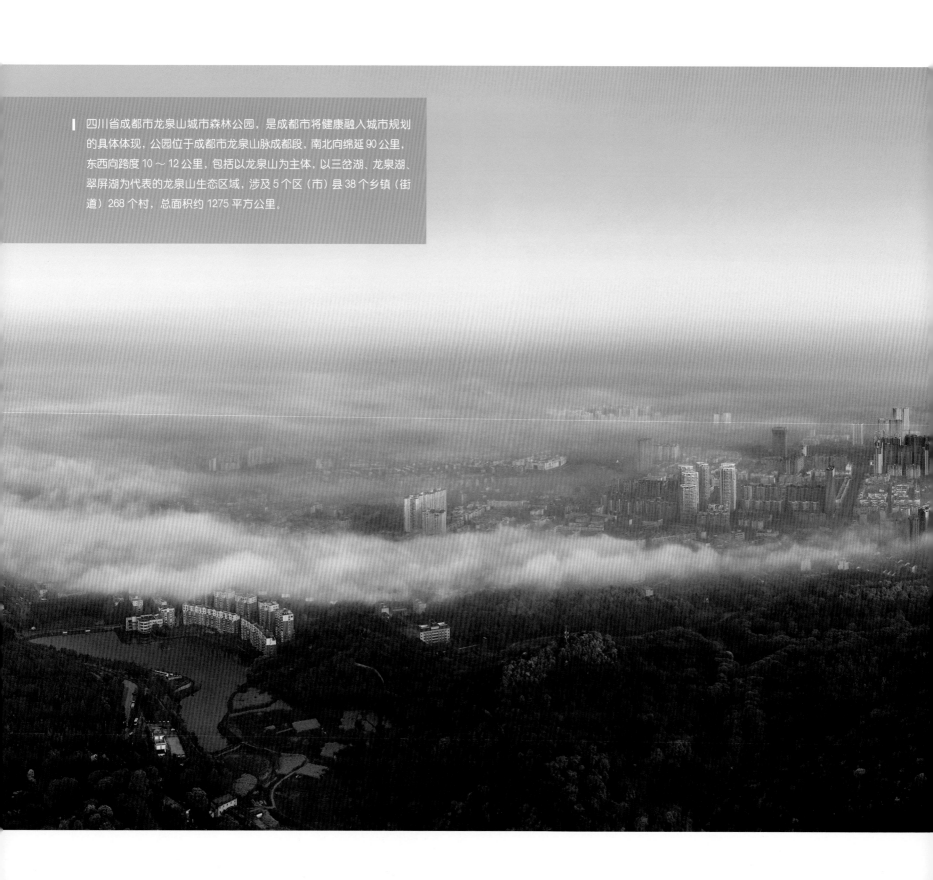

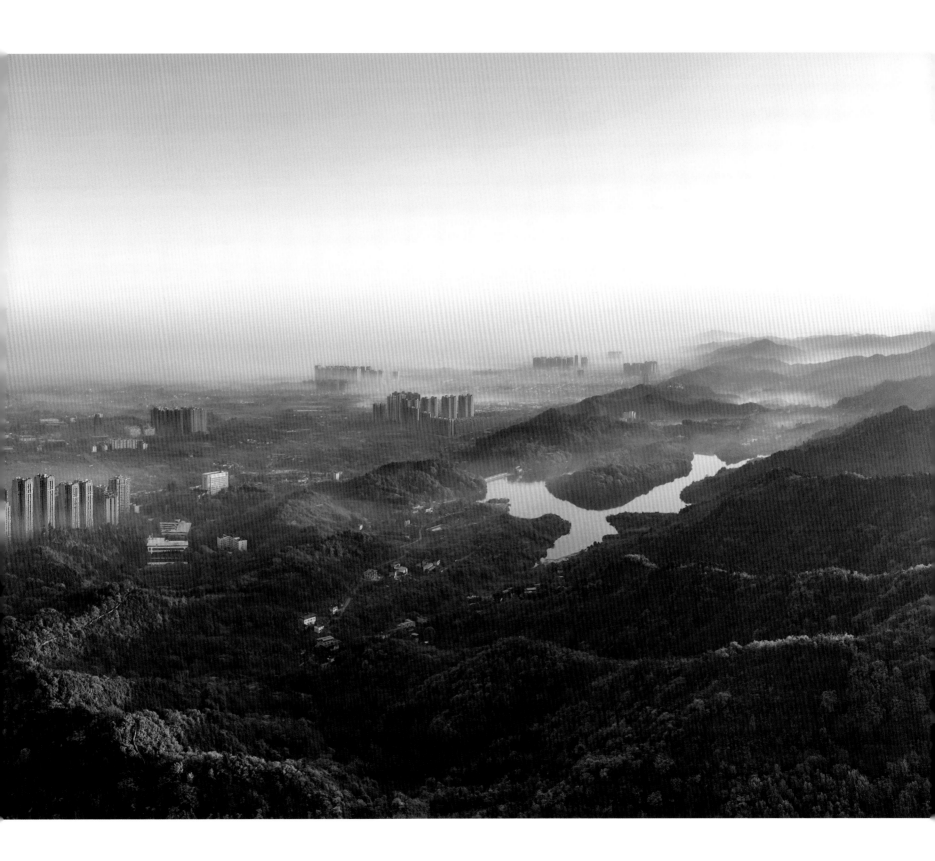

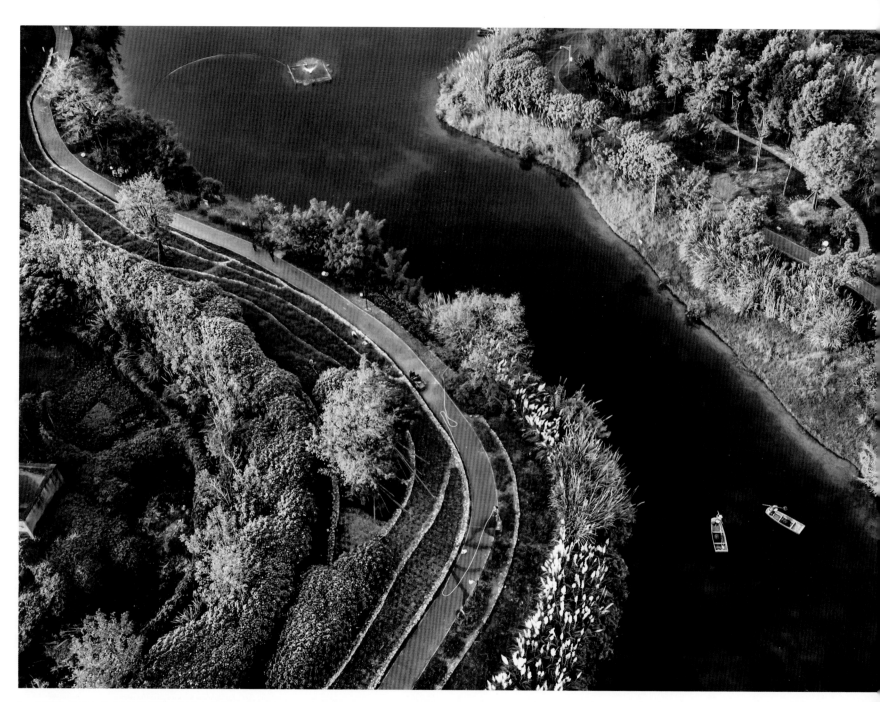

▎四川省成都市龙泉驿区洛带镇的洛水湿地健康主题公园，占地面积320亩，绿化面积85000平方米，水域面积65000平方米，是龙泉驿区全民健康生活方式行动的健康支持性环境之一。

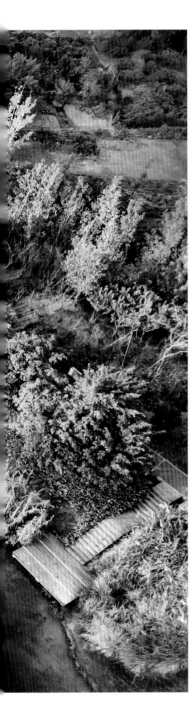

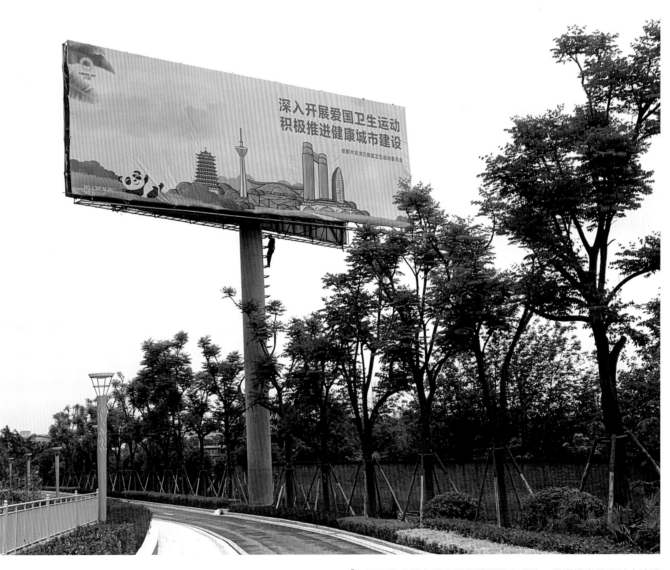

四川省成都市深入开展爱国卫生运动，积极推进健康城市建设。

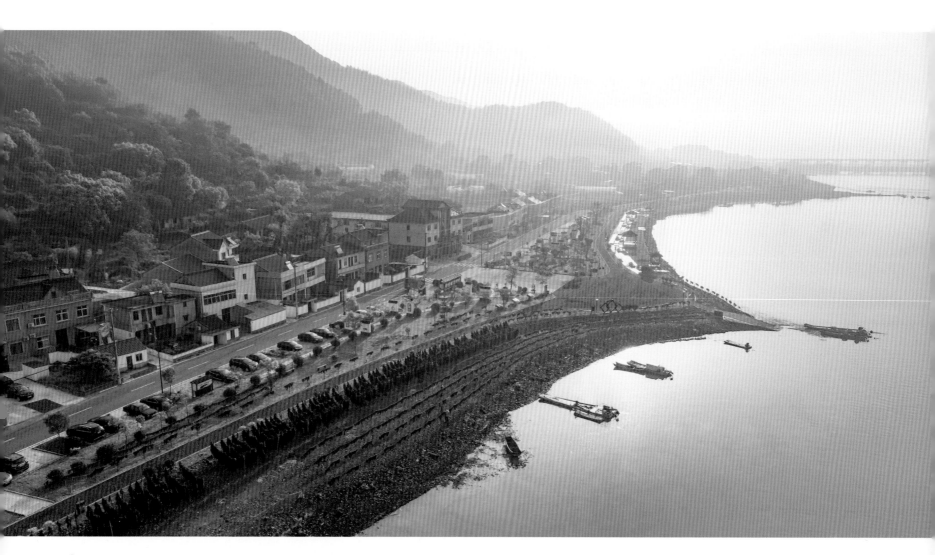

▍ 浙江省宁波市象山县黄避岙乡健康村镇串路成景建设。

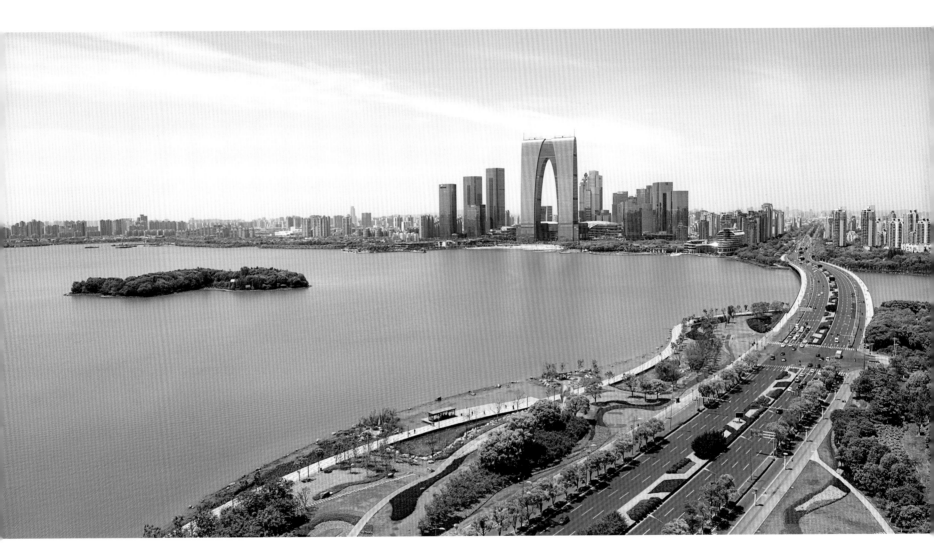

江苏省苏州市——健康城市样板市。

2008年，主题为"健康与城市发展"的中国首届国际健康城市市长论坛在浙江省杭州市召开。

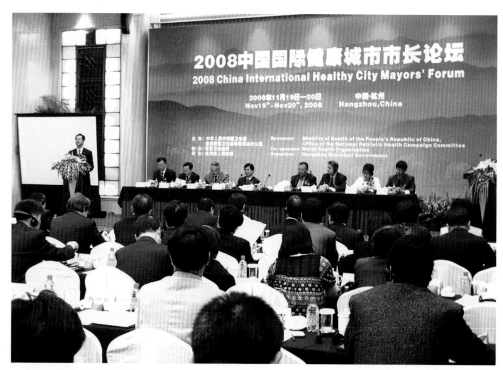

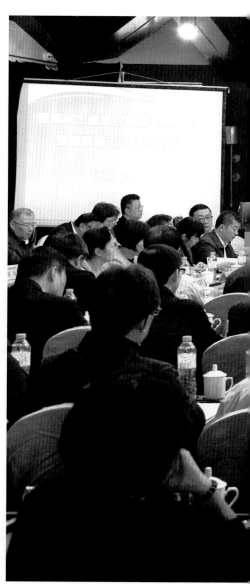

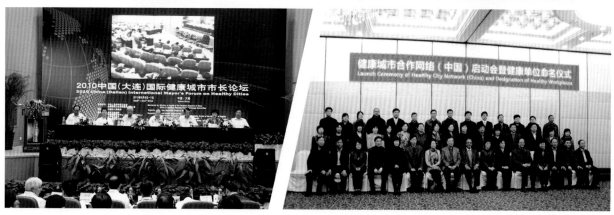

2010年，"第二届中国国际健康城市市长论坛"在辽宁省大连市举行。

2010年，健康城市合作网络（中国）启动会暨健康单位命名仪式现场。

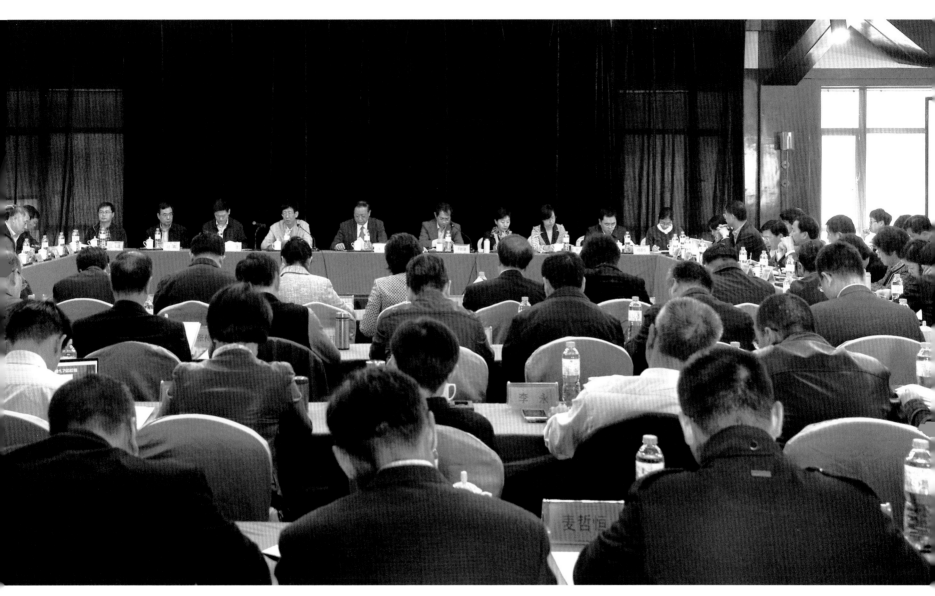

2016年11月6日，全国健康城市健康村镇建设座谈会暨健康城市试点启动会在浙江省杭州市召开。

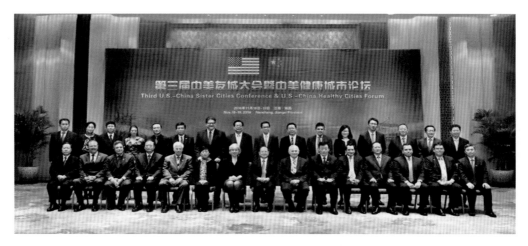

▌ 2016年11月19日，第三届中美友城大会暨中美健康城市论坛在江西省举行。

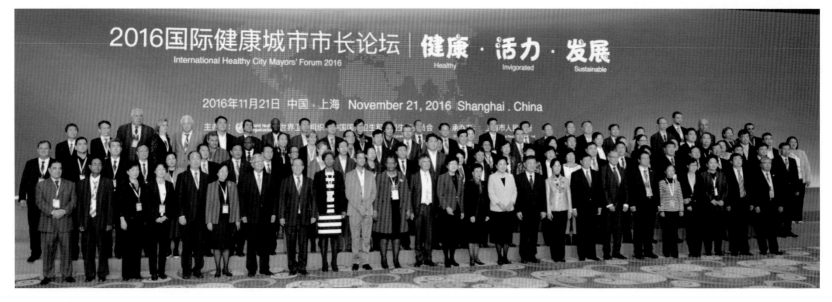

▌ 2016年11月21日，第9届全球健康促进大会在上海市召开期间，举办了国际健康城市市长论坛。

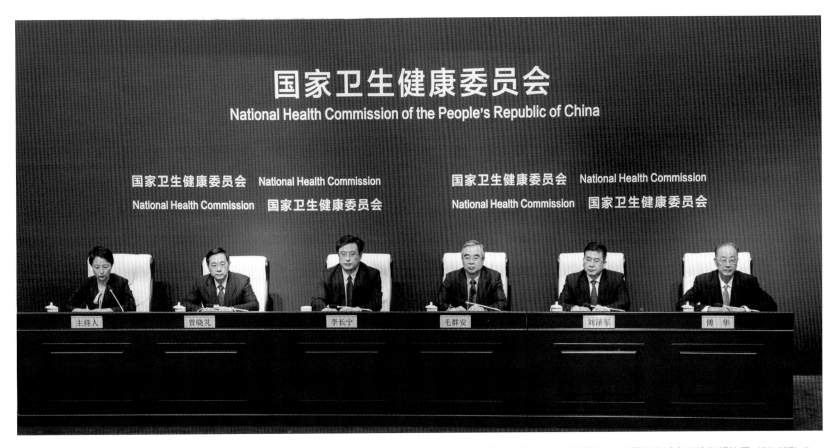

2018年4月9日，国家卫生健康委在京召开新闻发布会，现场发布《全国健康城市评价指标体系（2018版）》。

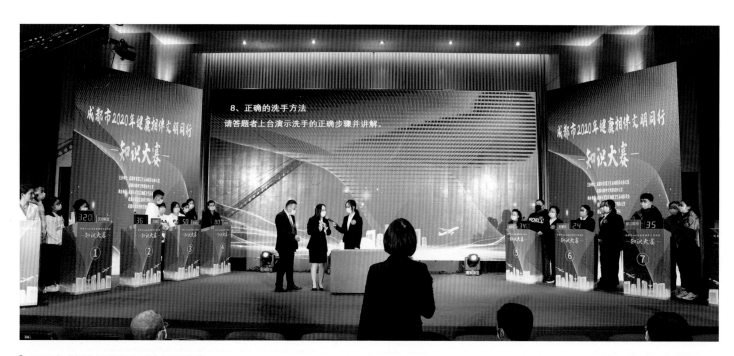

┃ 四川省成都市开展健康城市知识竞赛。

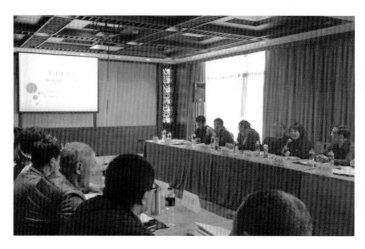

┃ 京津冀健康城市协作组会议。

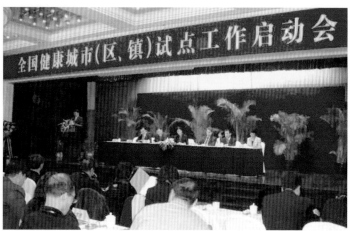

┃ 全国健康城市（区、镇）试点工作启动会。

2021年4月，全国爱卫办副主任、国家卫生健康委规划发展与信息化司司长毛群安在江西调研爱国卫生运动开展情况。→

2021年6月9日，国家卫生健康委规划发展与信息化司副司长吴翔天一行在无锡市调研健康城市建设推动健康中国行动试点开展情况。↓

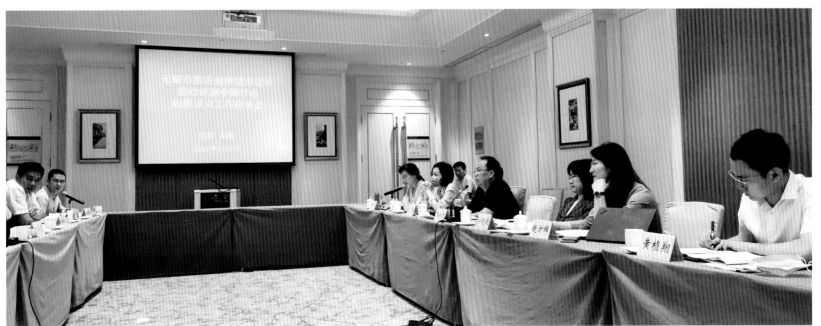

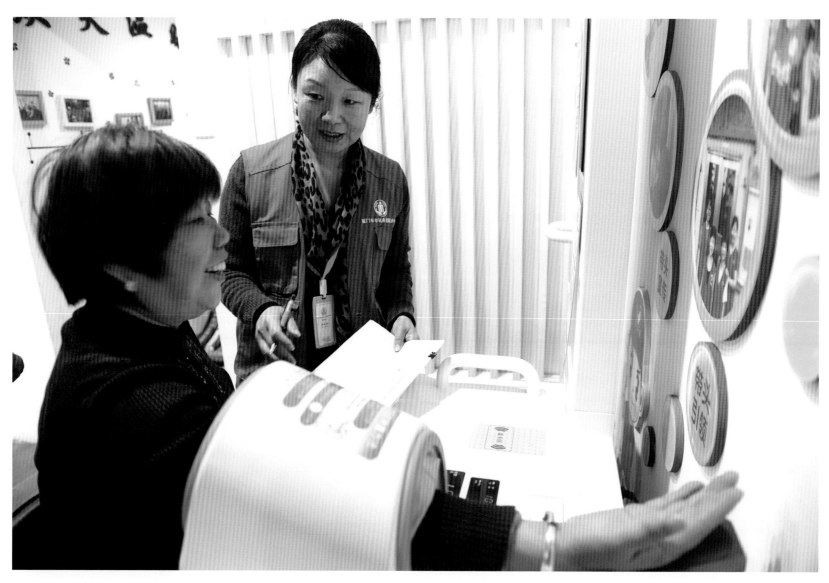

▎ 完善社区养老服务，社区志愿者正在为居民测量血压。

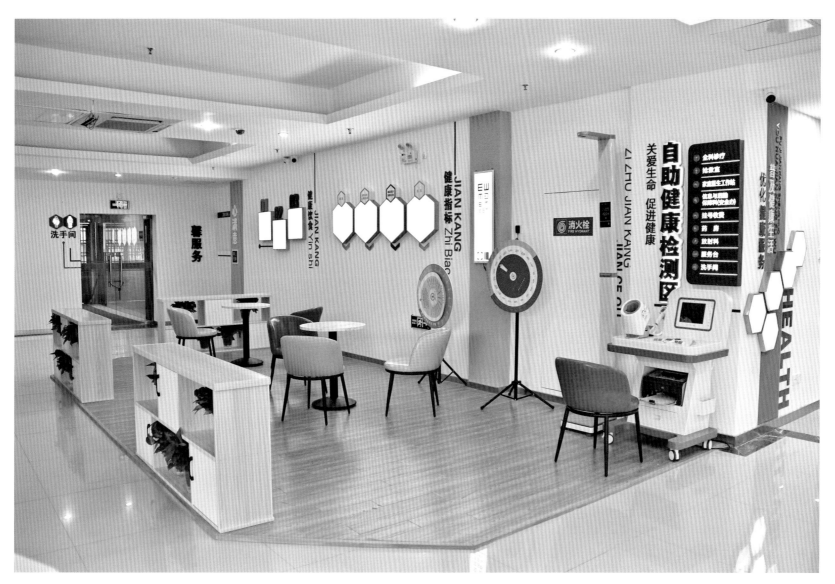

优化健康服务。江苏省昆山市健康促进医院社区卫生服务中心自助服务区。

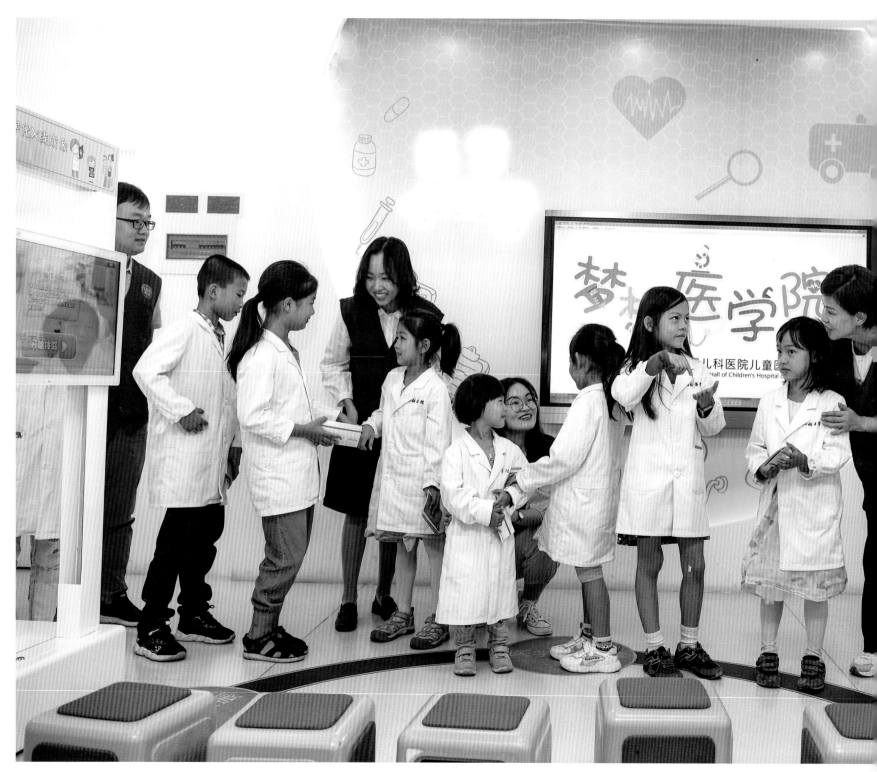

2019年9月，上海复旦大学附属儿童医院在地铁站内开设免费的儿童医学体验馆，为孩子们普及健康医学科普知识。

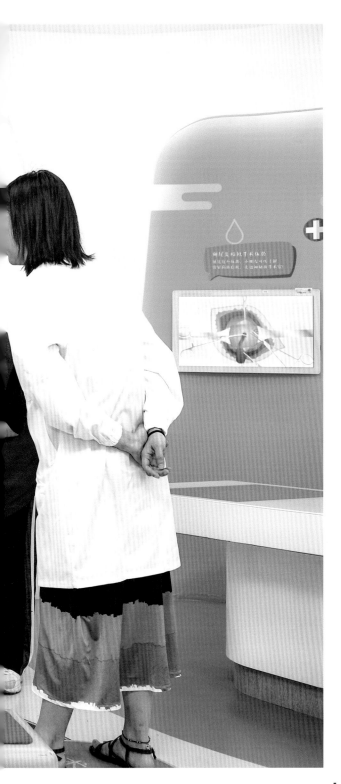

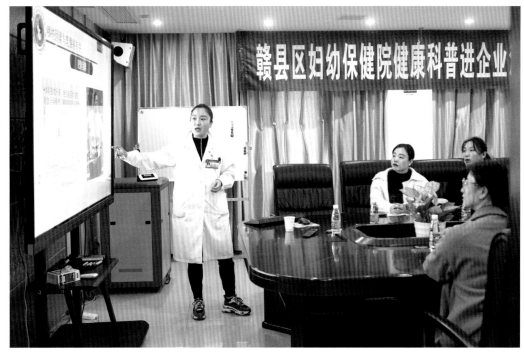

完善医疗服务。2020年，江西省赣州市赣县区妇幼保健院的医生们走进当地企业，为育龄妇女普及保健知识。

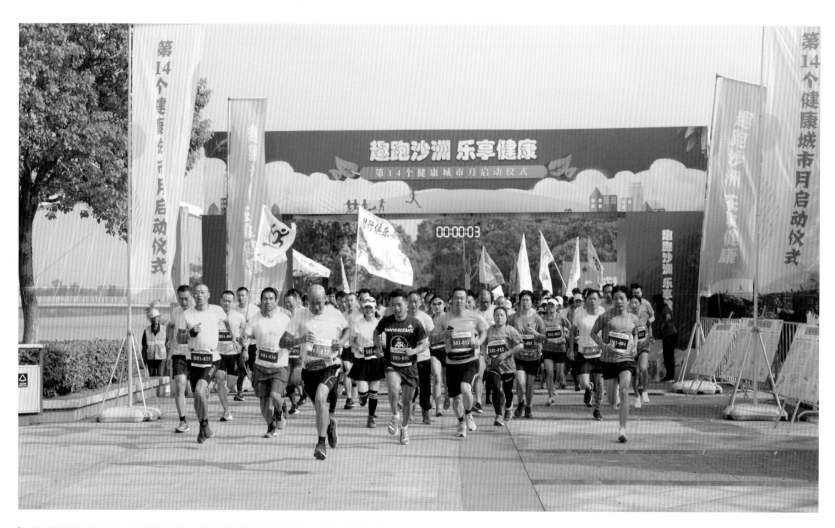

┃ 培育健康生活方式。2020年10月，江苏省张家港市举办第14个健康城市月活动。

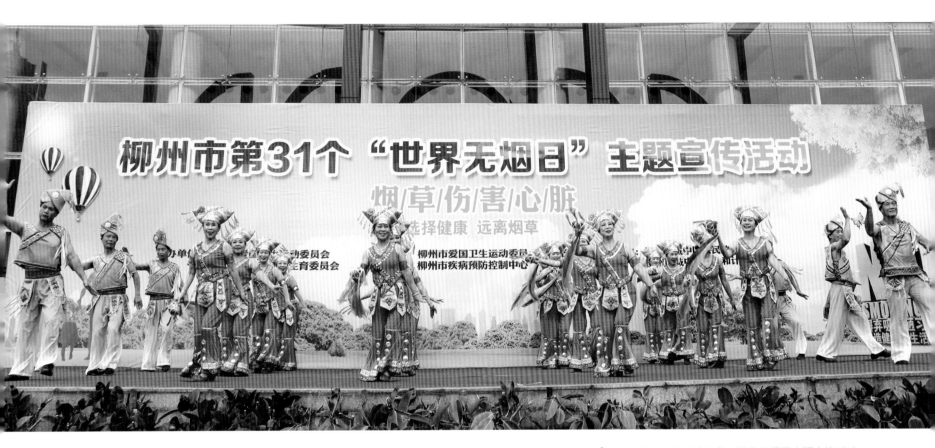

广西壮族自治区柳州市开展的无烟日主题宣传活动。

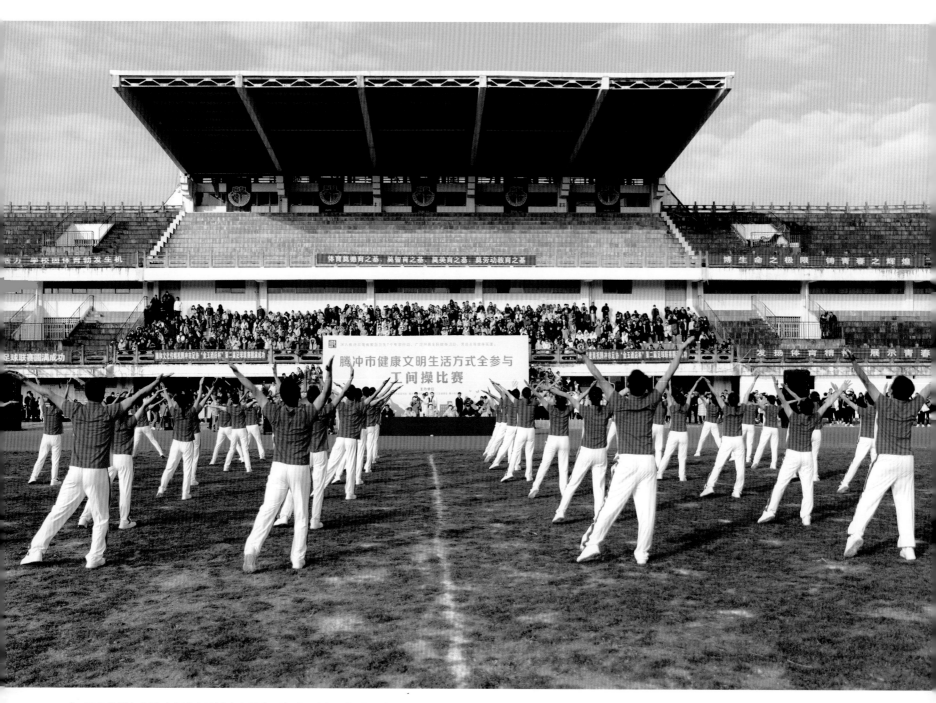

▍ 云南省保山市腾冲市举办的健康文明生活方式全参与工间操比赛。

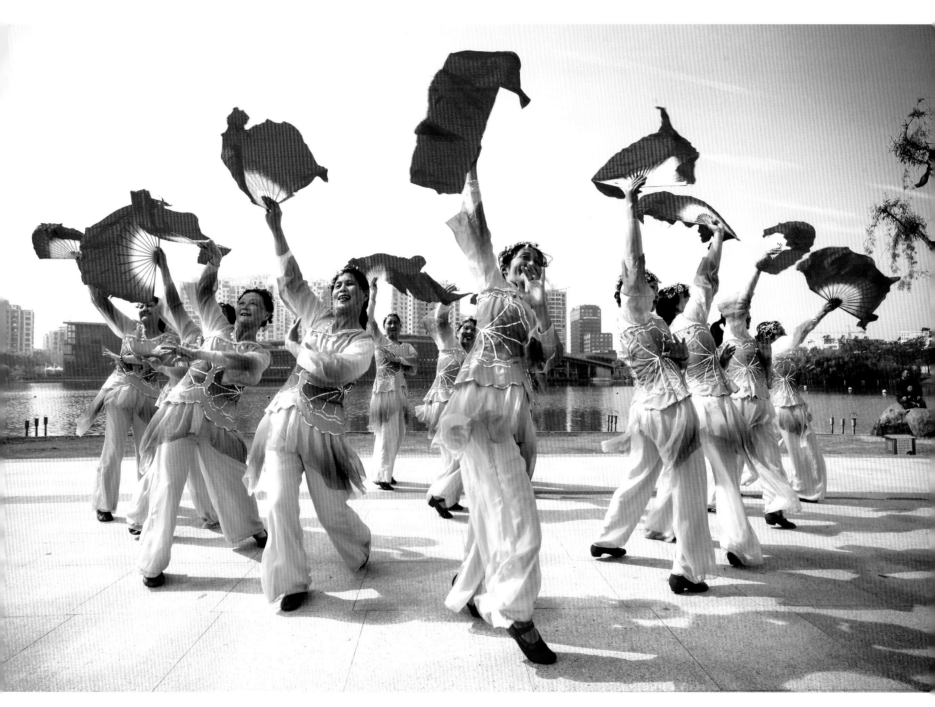

市民文体活动——扇子舞。

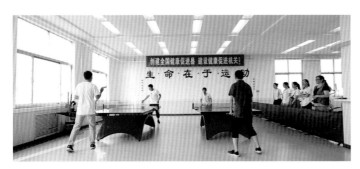
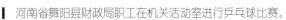

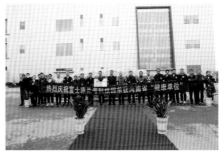

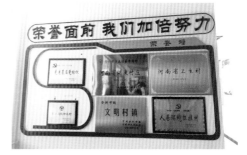

┃ 河南省舞阳县财政局职工在机关活动室进行乒乓球比赛。　　　　┃ 健康细胞授牌。　　　　┃ 河南省健康村建设。

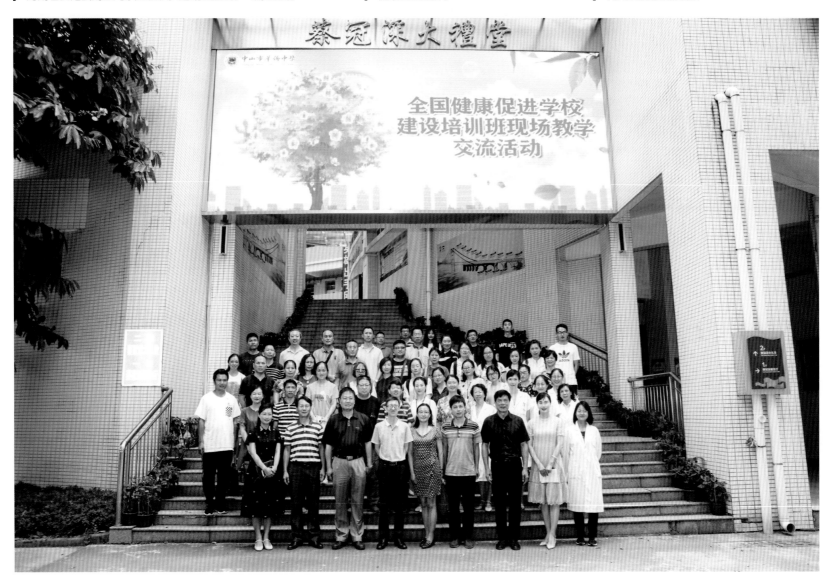

┃ 2019年6月20日，中国健康教育中心在广东省中山市召开全国健康促进学校建设培训班，交流各地健康促进学校建设经验，推进全国健康促进学校建设工作。

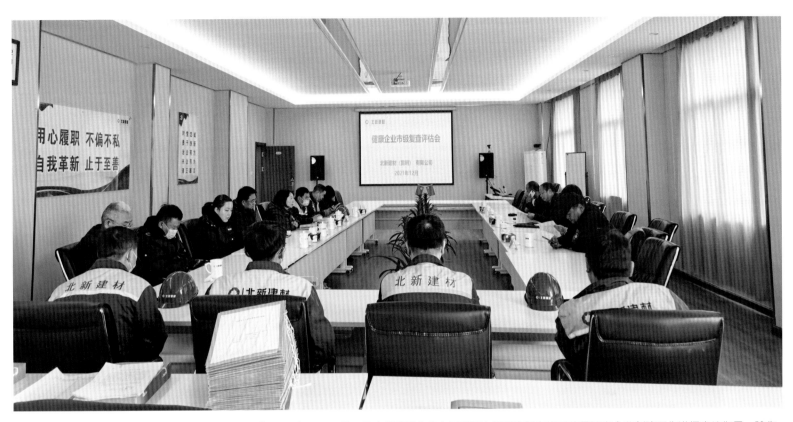

2021年12月15日，云南省昆明市宜良县爱卫办组织有关专家对该县健康企业创建工作进行实地指导、验收。

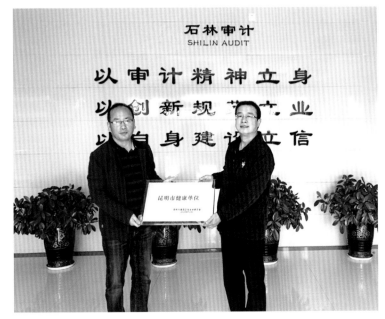

昆明市健康单位。

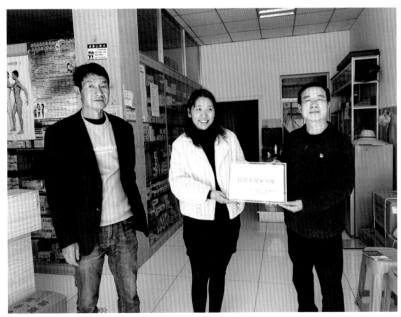

昆明市健康家庭。

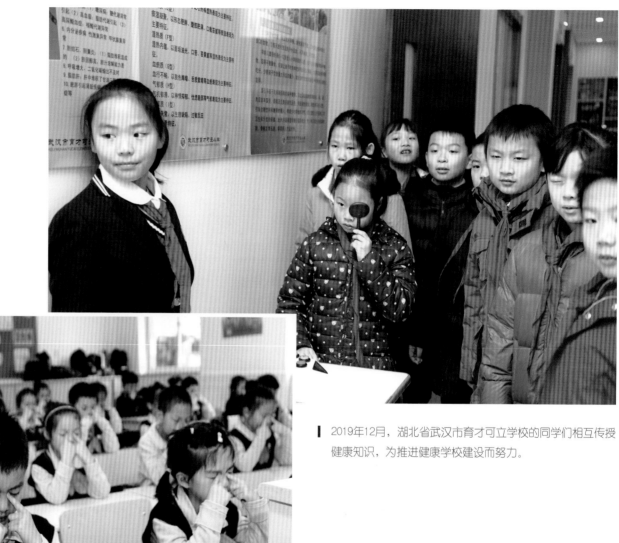

2019年12月，湖北省武汉市育才可立学校的同学们相互传授健康知识，为推进健康学校建设而努力。

积极推进健康学校建设，图为小学生们在做眼保健操。

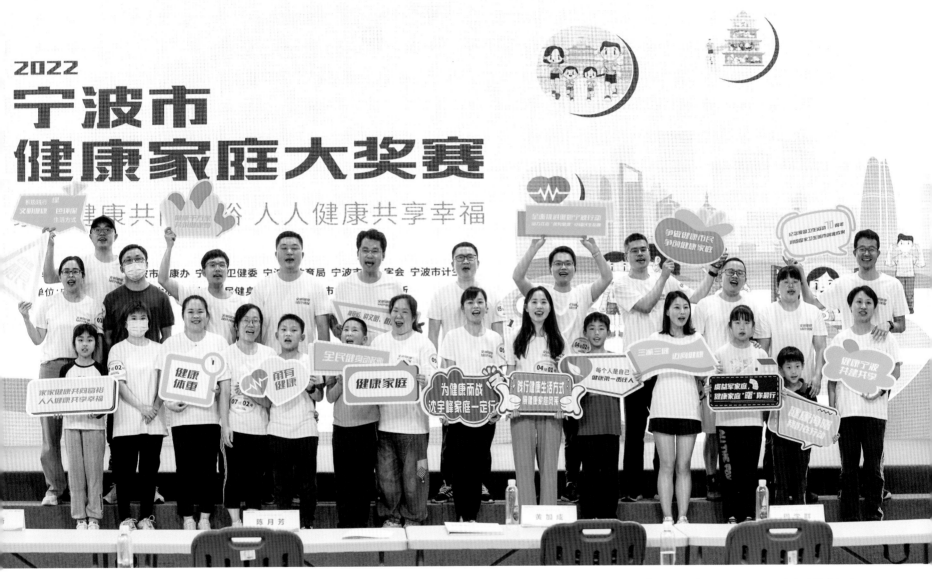

浙江省宁波市大力开展健康家庭促进行动。

维护人民健康需要全社会的共同努力，也需要每个人承担起健康的责任。这就要求大力开展健康教育和健康促进工作，普及健康知识，倡导健康行为和生活方式，引导公众树立"每个人是自己健康第一责任人"的理念，提升我国居民健康素养水平。

70年来，爱国卫生运动开展了一系列健康教育活动，包括"五讲四美"活动、全国亿万农民健康促进行动、"三讲一树"活动、全国相约健康社区行、烟草危害控制以及中国公民健康素养促进行动，体现了对具有中国特色健康促进理念的新理解、新应用，这是健康教育与健康促进工作社会化、大众化和规范化的有益探索和卓越体现。

健康科普 全民动员

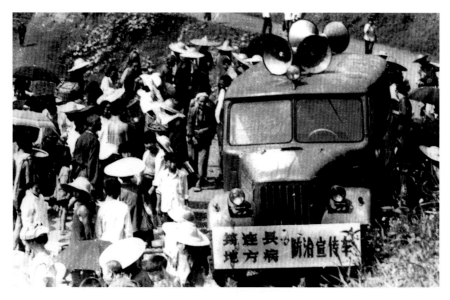

▮ 20世纪50年代，四川省筠连县开展地方病防治宣传。

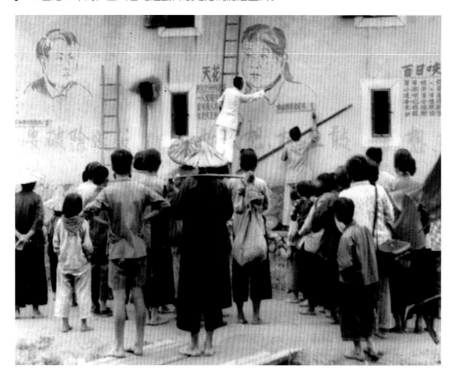

▮ 新中国成立初期，福建省卫生宣教人员现场绘制卫生防病宣传画。

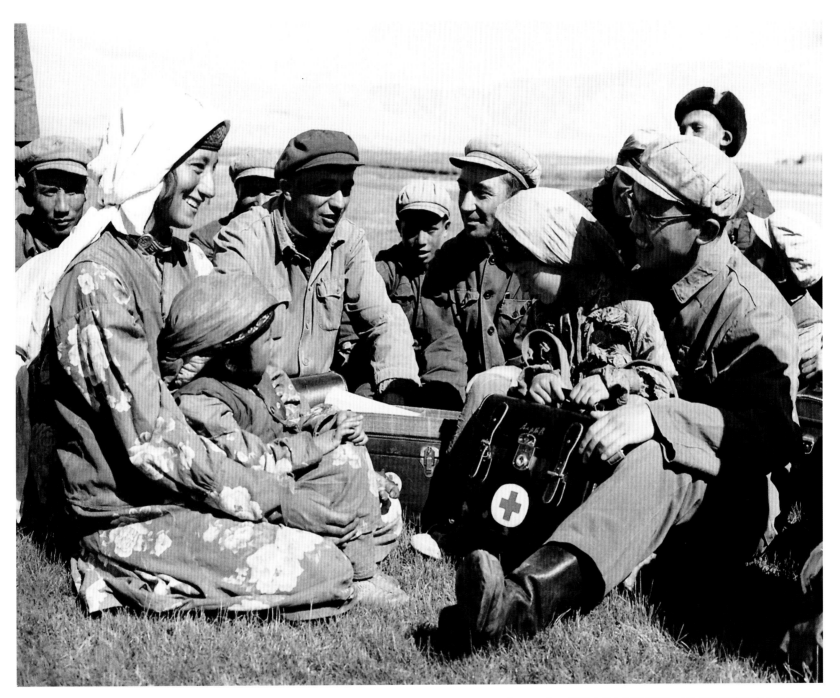

1952年，医务人员在新疆维吾尔自治区牧区宣传卫生防病知识。

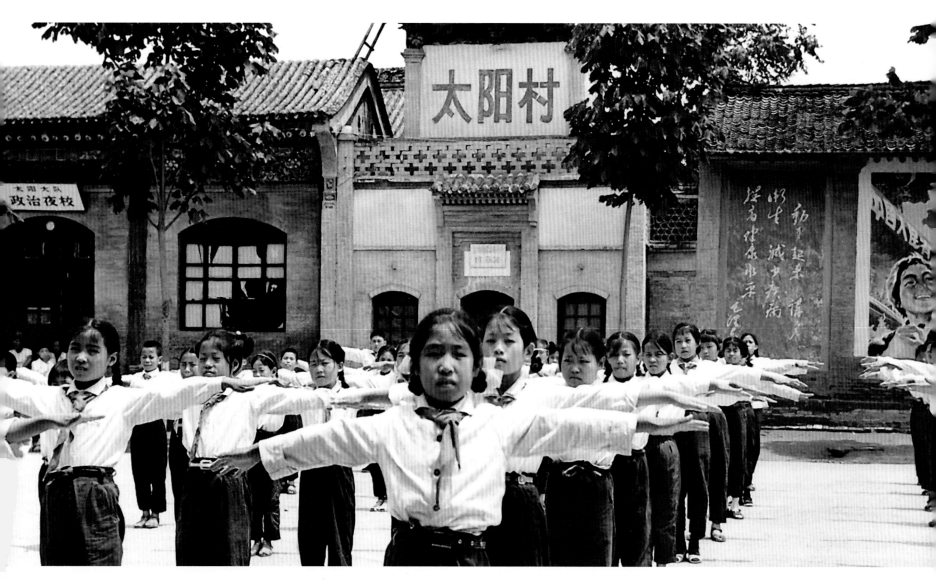

┃ 20世纪50年代，山西省稷山县太阳村是闻名全国的爱国卫生先进典型。

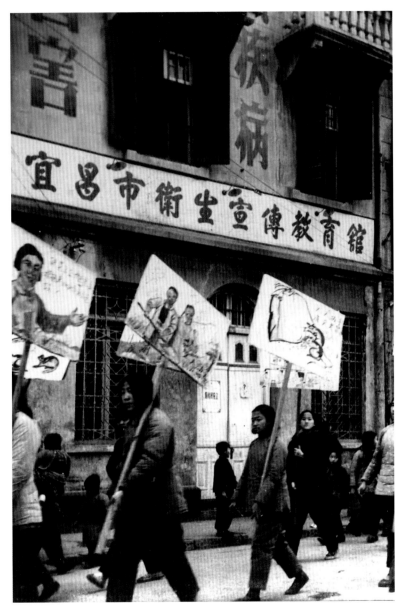

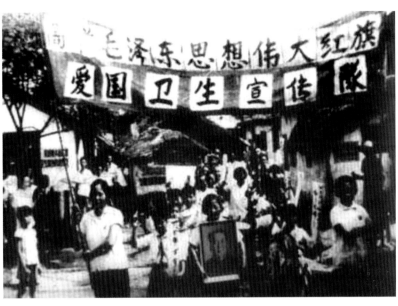

20世纪70年代，上海市的卫生宣传队伍在开展爱国卫生运动宣传。

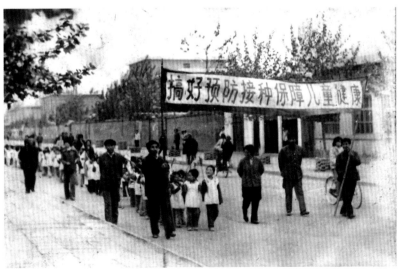

1984年，小学生上街宣传预防接种工作。

1958年，湖北省宜昌市卫生宣传教育馆开展爱国卫生运动宣传。

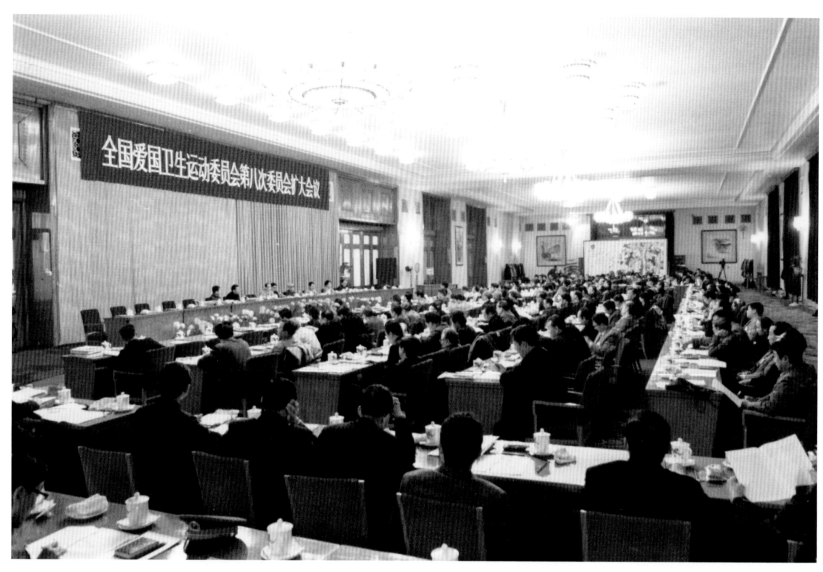

▍ 1988年，中央爱国卫生运动委员会更名为全国爱国卫生运动委员会（简称全国
爱卫会）。全国爱卫会第八次委员会扩大会议确定，自1989年起，每年4月份
为爱国卫生月。图为全国爱卫会第八次委员会扩大会议会场。

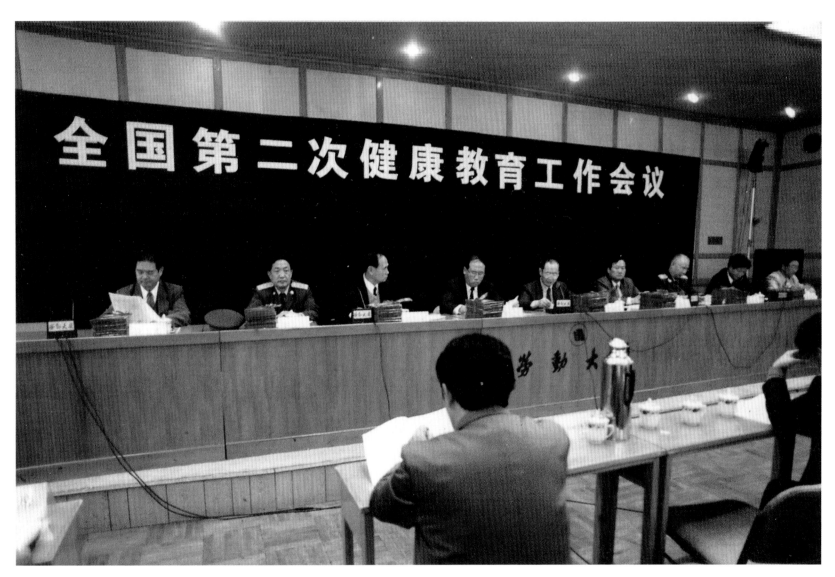

1997年9月召开的全国第二次健康教育工作会议现场。

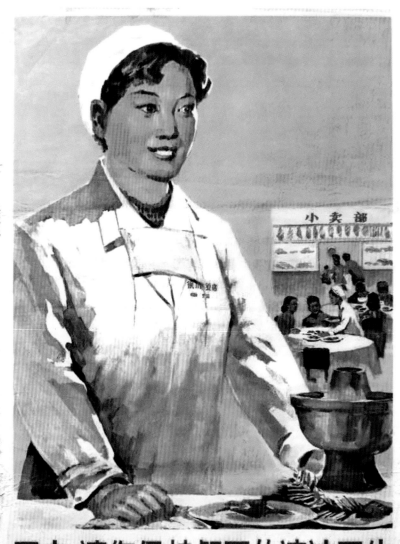

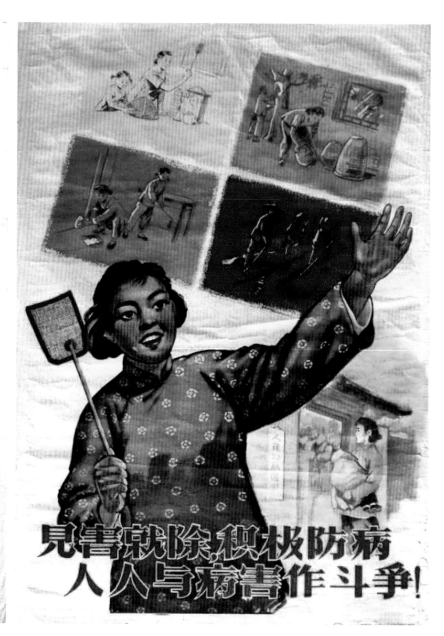

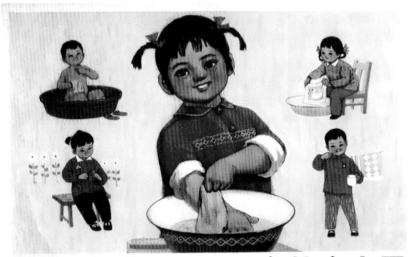

爱清洁 讲卫生 提高健康水平

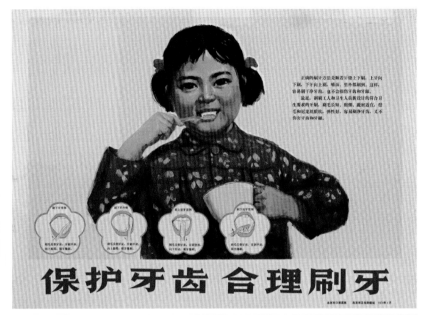

保护牙齿 合理刷牙

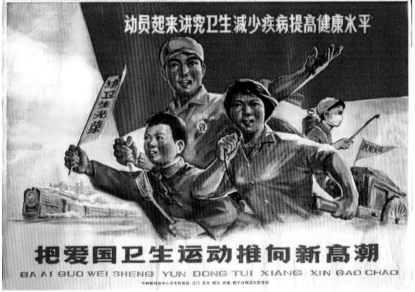

把爱国卫生运动推向新高潮

BA AI GUO WEI SHENG YUN DONG TUI XIANG XIN GAO CHAO

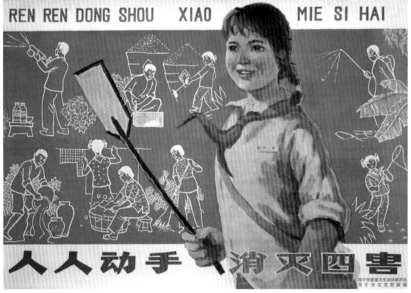

REN REN DONG SHOU XIAO MIE SI HAI

人人动手 消灭四害

20世纪90年代以前，各地制作的卫生宣传画（组图）。

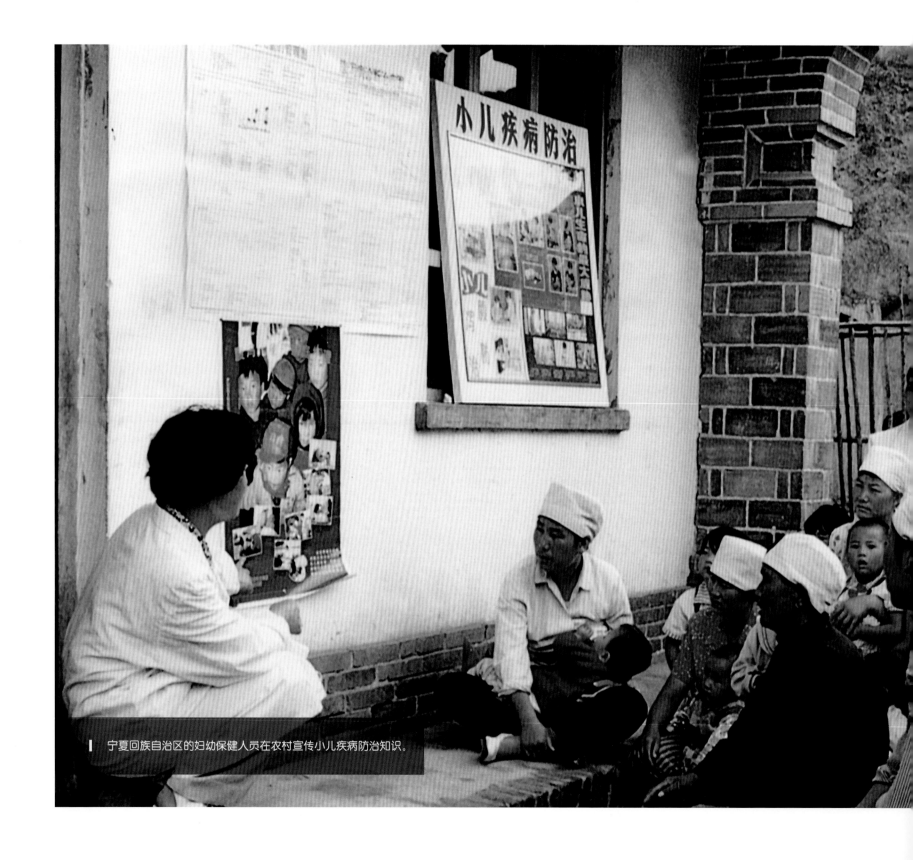

▍ 宁夏回族自治区的妇幼保健人员在农村宣传小儿疾病防治知识。

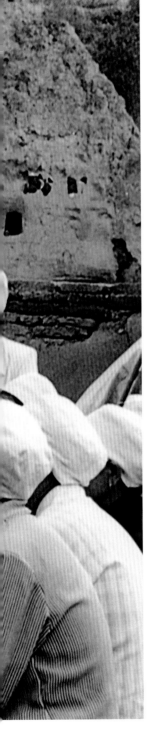

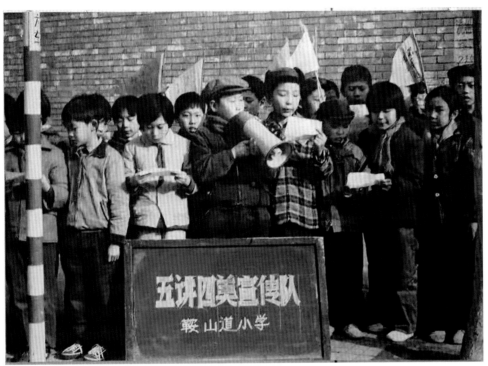

20世纪80年代，天津市鞍山道小学的五讲四美宣传队。

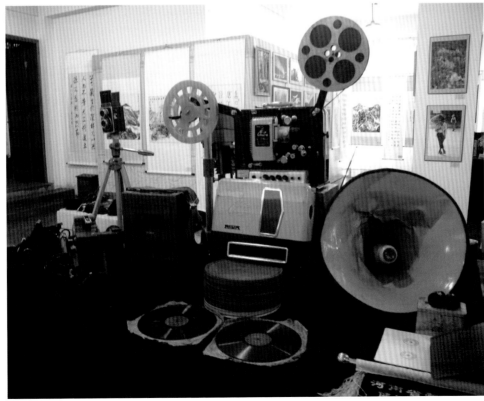

20世纪70—80年代的卫生宣传设备。

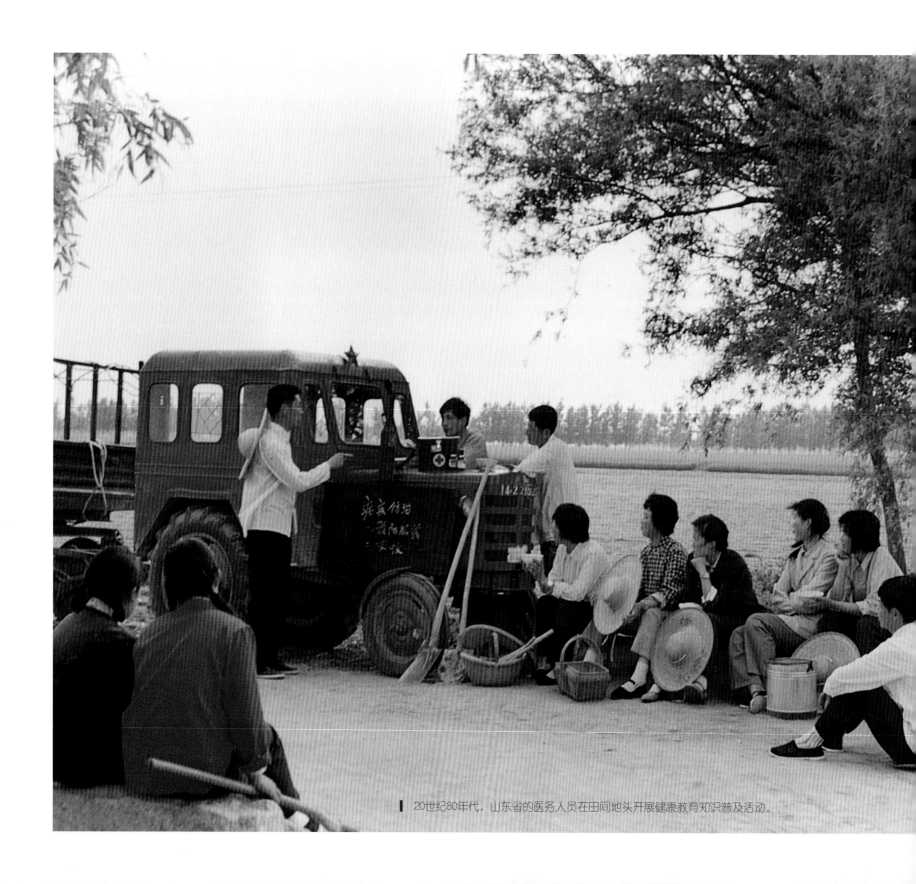

▍20世纪80年代，山东省的医务人员在田间地头开展健康教育知识普及活动。

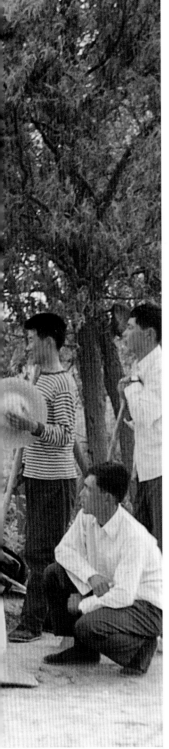

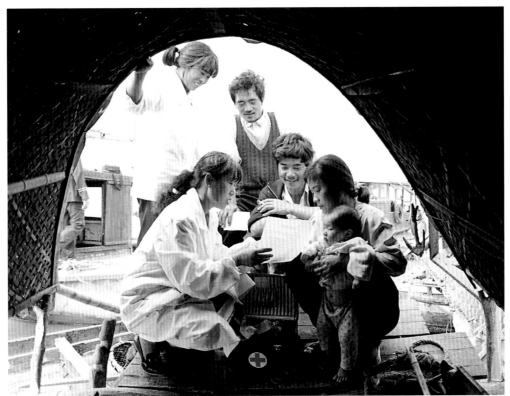

工作人员向流动人口宣传卫生
防病知识。

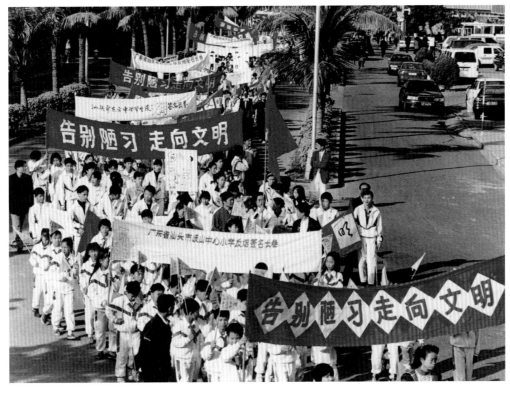

告别陋习，走向文明。图为广
东省汕头市的学生进行反吸烟
宣传活动。

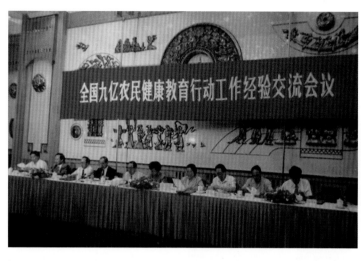

▎ 1995年6月，全国爱卫会、卫生部、广播电影电视部、农业部联合在北京召开"全国九亿农民健康教育行动工作经验交流会议"。

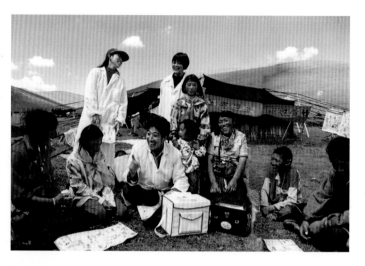

▎ 1995年6月，四川省阿坝藏族自治州若尔盖县妇幼保健站的工作人员到牧区向牧民宣传防病知识。

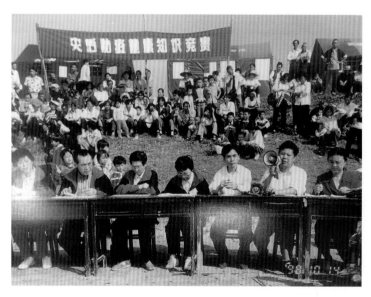

▎ 1998年，江西省九江市开展健康知识竞赛活动。

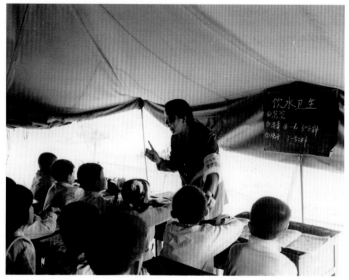

▎ 1998年，长江特大洪涝灾害期间，江西省健康教育所工作人员在九江县江洲镇洲头村"帐篷小学"为学生上健康教育课。

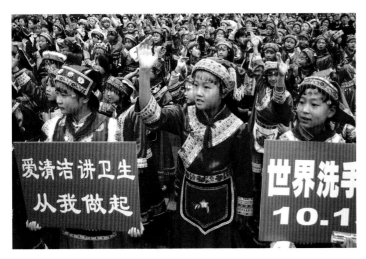

健康防疫，从学会洗手开始。2008年10月25日，"2008年国际洗手日大型公益活动"在四川省绵阳市北川羌族自治县擂鼓镇受灾群众安置点启动。

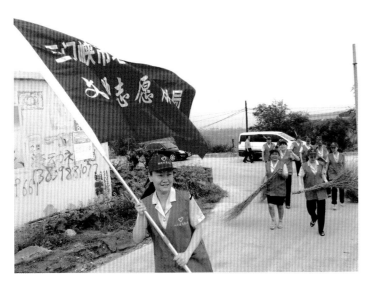

河南省三门峡市湖滨区地税局严格落实路长单位责任制，职工们扛着志愿者的旗帜，带着清扫工具来到责任路段，满怀希望，共创新家园。

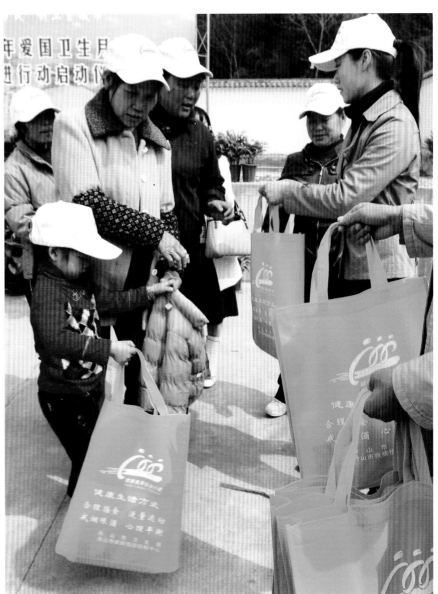

2009年4月7日，浙江省舟山市爱国卫生志愿者为当地居民分发环保袋。

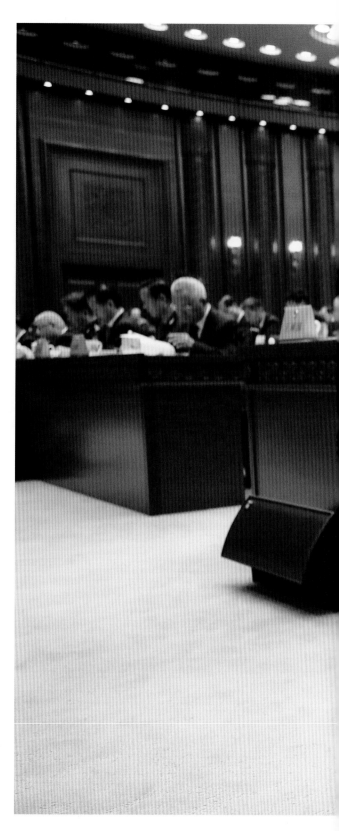

┃ 2019年12月28日，第十三届全国人大常委会
第十五次会议表决通过了《中华人民共和国
基本医疗卫生与健康促进法》，并于2020年
6月1日起实施。

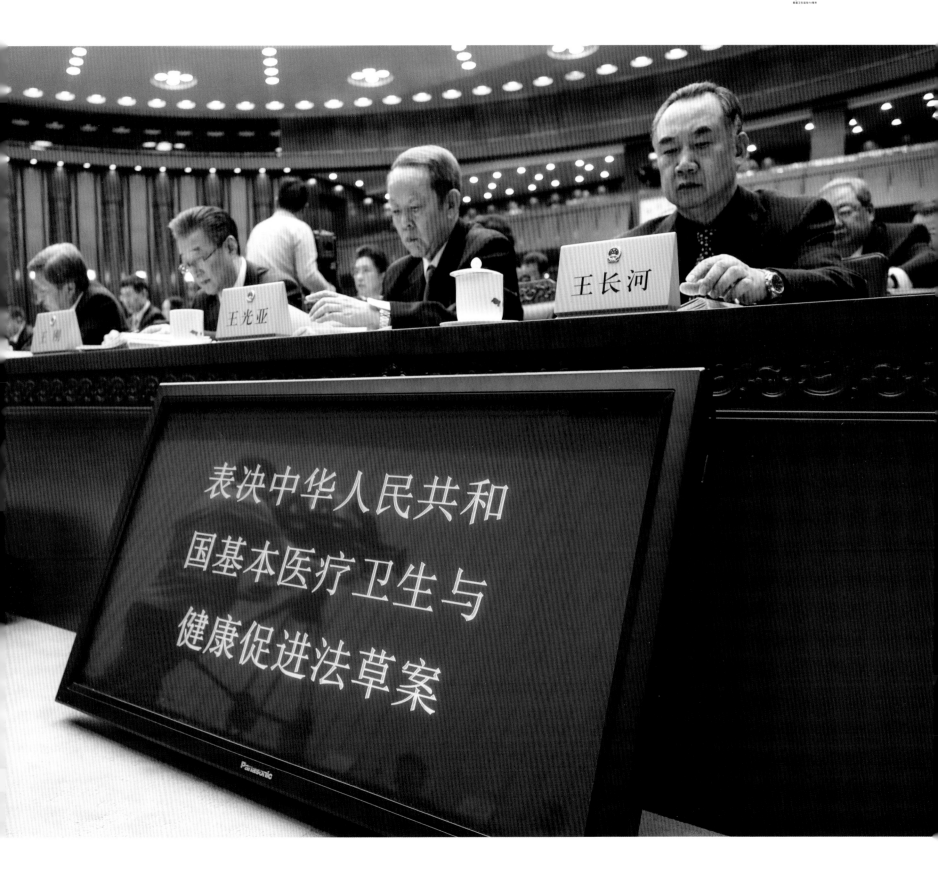

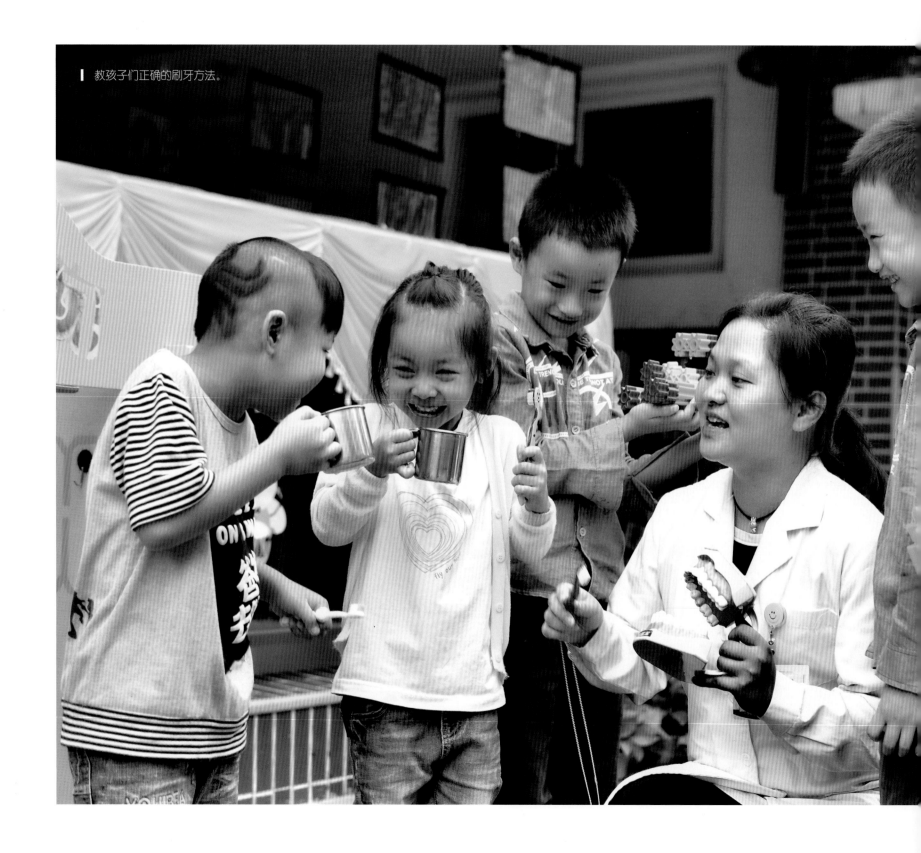

教孩子们正确的刷牙方法。

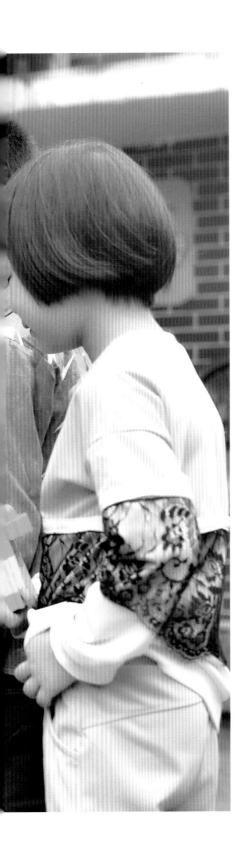

健康素养水平(%)

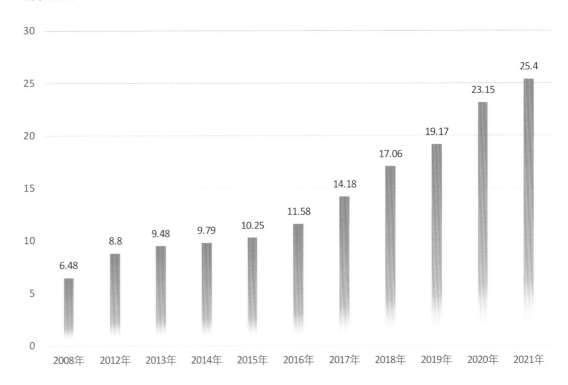

在国家卫生健康委指导下，中国健康教育中心对我国居民健康素养水平进行监测，图为2008—2021年中国居民健康素养水平变化情况。

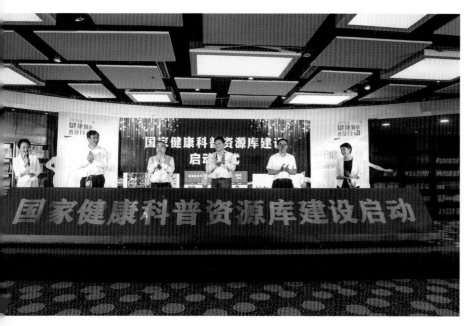

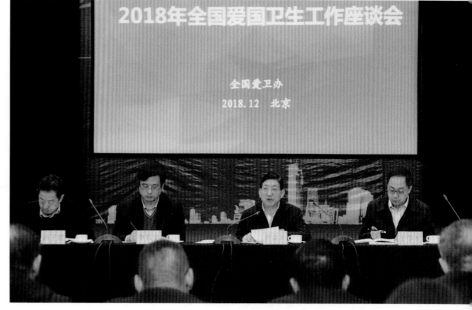

▎为落实健康中国行动任务，普及健康知识，2019年9月4日，健康知识普及行动主题宣传活动在京举办。国家卫生健康委副主任王贺胜出席活动并启动国家健康科普资源库建设工作。

▎2018年12月10日，全国爱国卫生工作座谈会在京召开。国家卫生健康委副主任、全国爱卫办主任曾益新出席会议，传达中央领导指示精神并作重要讲话。

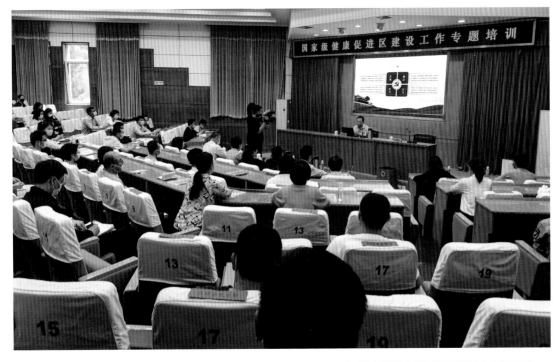

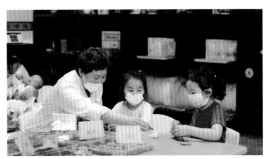

2020年6月，江苏省连云港市连云社区卫生服务中心中医馆的医师给孩子们讲解中草药知识。

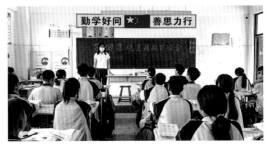

国家级健康促进区建设工作专题培训。

健康教育进课堂。

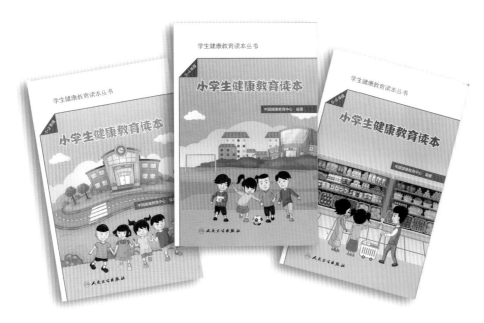

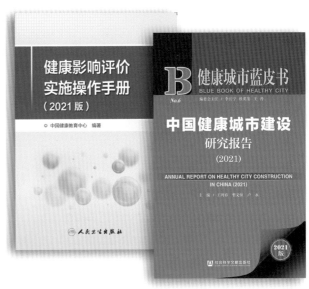

中国健康教育中心开发的小学生健康教育读本。

健康影响评价实施操作手册等书籍。

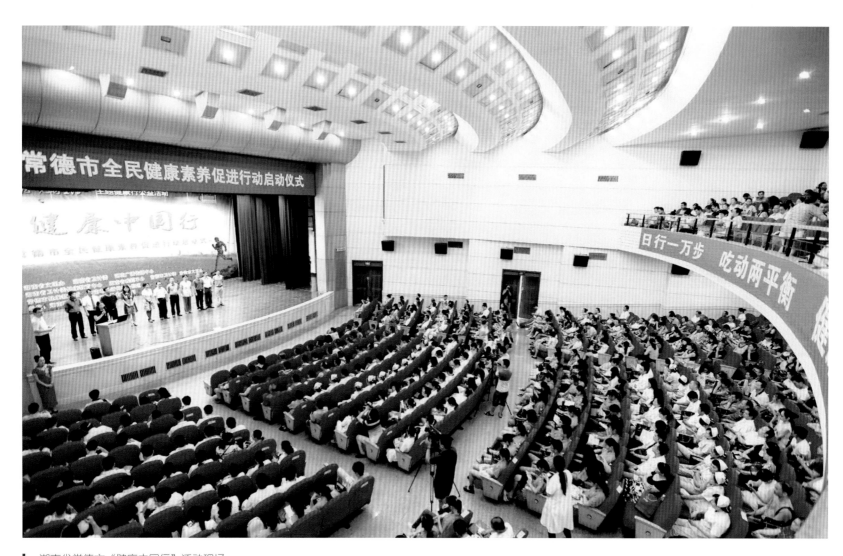

▍ 湖南省常德市"健康中国行"活动现场。

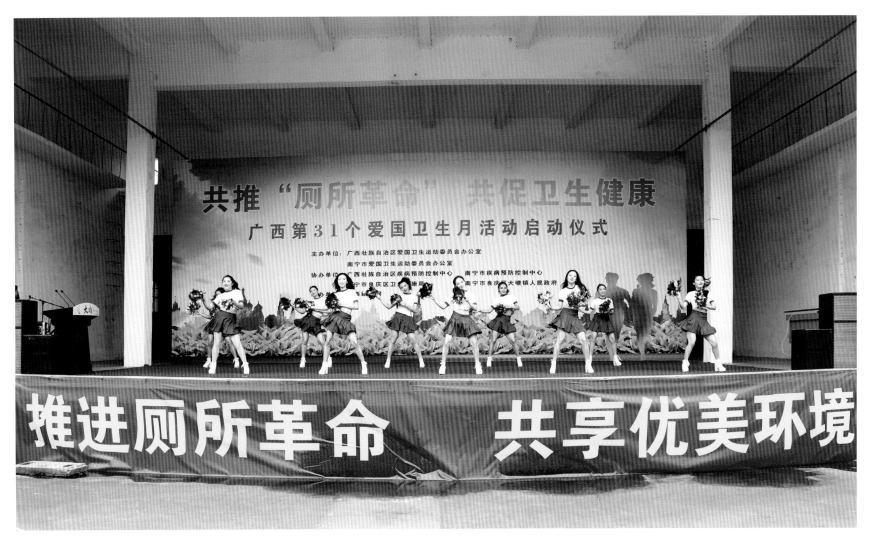

共推"厕所革命" 共促卫生健康
广西第31个爱国卫生月活动启动仪式

主办单位：广西壮族自治区爱国卫生运动委员会办公室
南宁市爱国卫生运动委员会办公室
协办单位：广西壮族自治区疾病预防控制中心 南宁市疾病预防控制中心
南宁市良庆区卫生健康局 南宁市良庆区大塘镇人民政府

推进厕所革命   共享优美环境

▎2019年4月12日，广西壮族自治区启动第31个爱国卫生月活动。

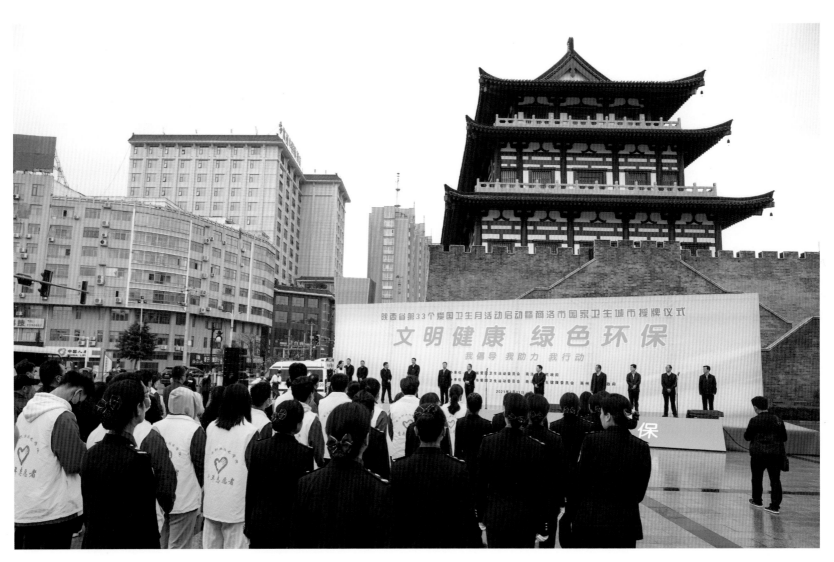

┃ 2021年，陕西省商洛市举行爱国卫生月活动启动暨国家卫生城市授牌仪式。

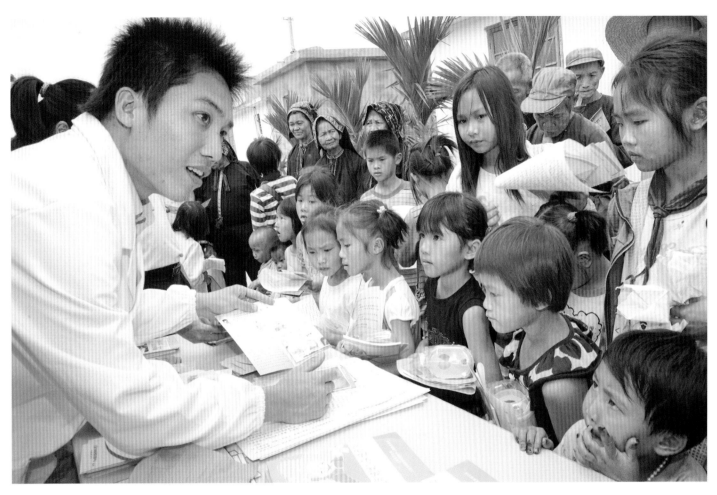

海南省疾控人员走进苗寨开展健康教育。

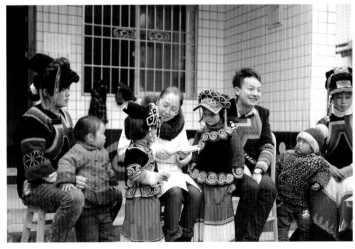

入户健康宣传。

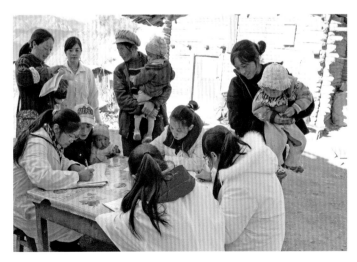

贫困地区儿童营养改善项目调查。

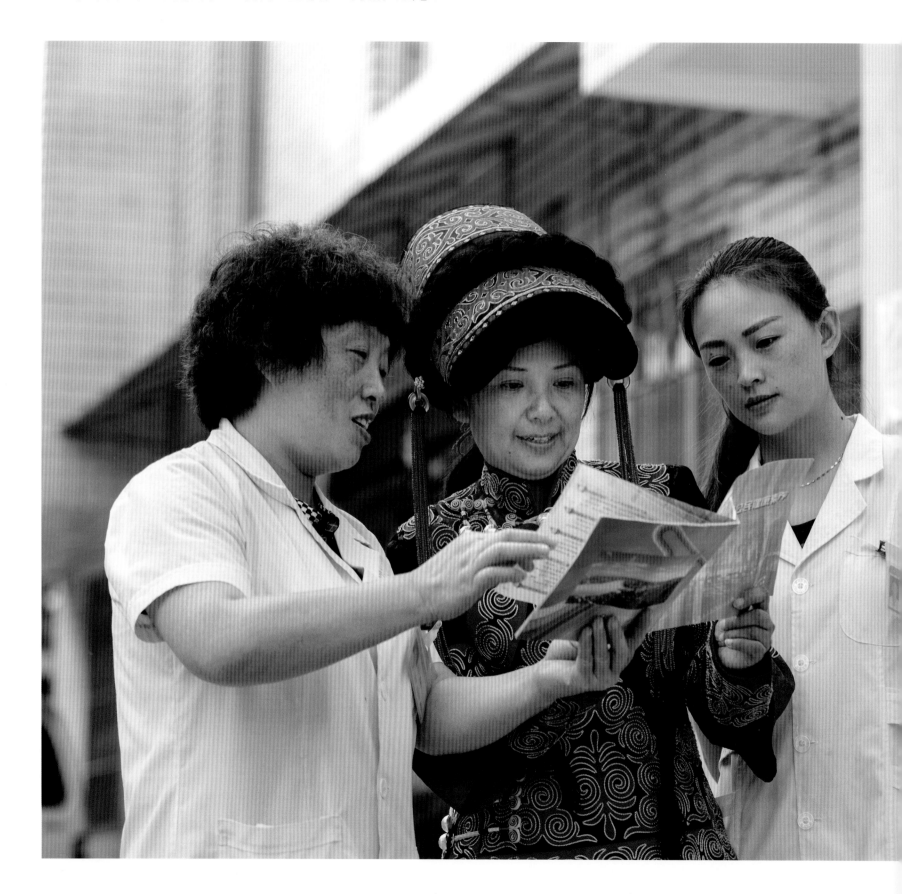

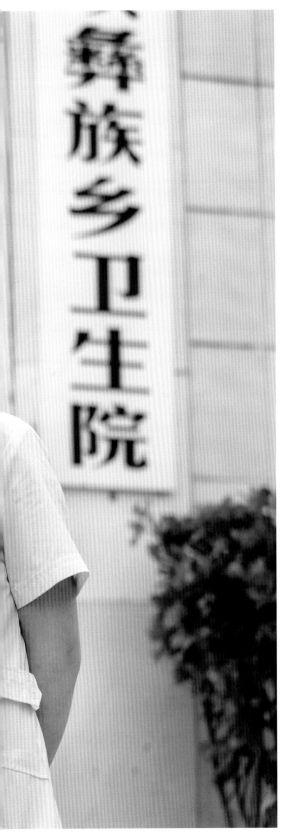

四川省泸州市叙永县的医务人员对群众开展健康指导工作。

四川省泸州市叙永县中医医院的医务人员入村宣讲健康知识。

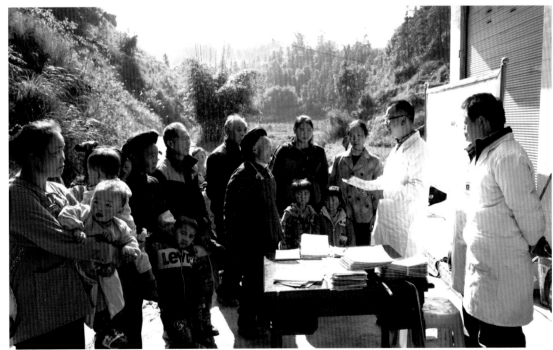

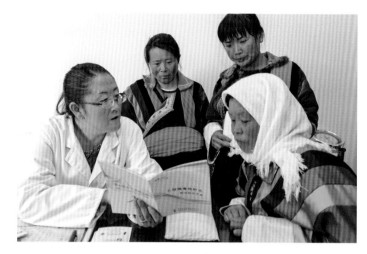

▎ 青海省基层免疫专干为土族群众讲解乙肝防治知识。

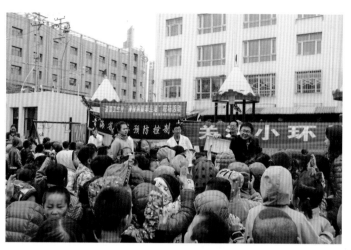

▎ 青海省海东市乐都区第一幼儿园开展蝇类标本科普教育示范活动。

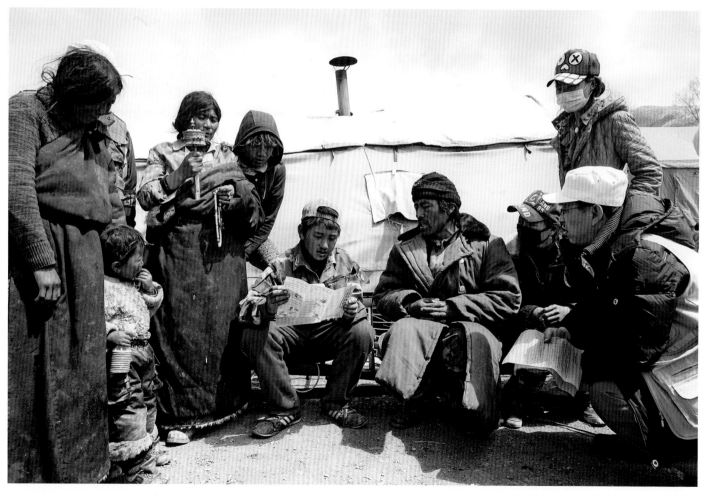

▎ 2010年4月，在青海省玉树市结古镇果青村二社医疗救助点，一个中学生用汉语和藏语为藏族群众宣传预防鼠疫知识。

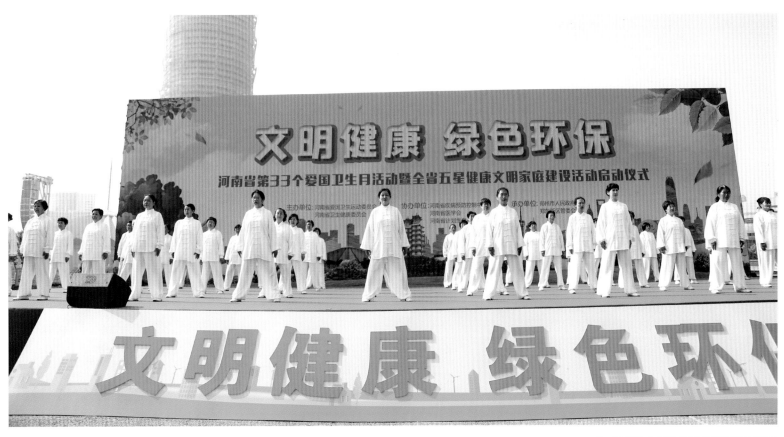

河南省文明健康绿色环保活动现场。

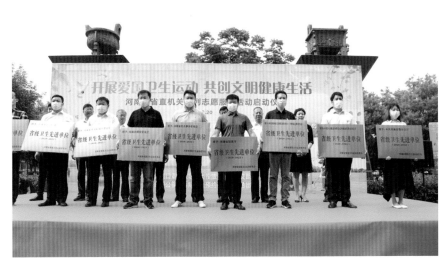

河南省卫生单位评选。

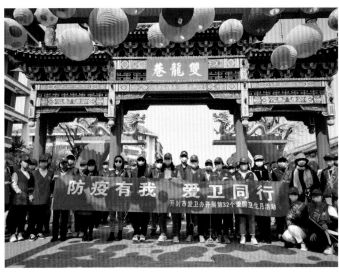

河南省开封市爱卫办开展第32个爱国卫生月活动。

新冠肺炎疫情发生以来，习近平总书记多次就深入开展爱国卫生运动作出重要批示。全国爱国卫生运动委员会、中央精神文明建设指导委员会、健康中国行动推进委员会联合印发《关于开展倡导文明健康绿色环保生活方式活动的意见》，在全国启动倡导文明健康绿色环保生活方式活动。全国爱卫办先后印发了《关于深入开展爱国卫生运动　做好新冠肺炎疫情防控工作的通知》《关于深入开展爱国卫生运动　强化市场环境整治的通知》《关于开展冬春季爱国卫生运动　助力常态化疫情防控的通知》等系列文件，要求各地爱卫办做好环境卫生整治、病媒生物防制和科普宣传等重点工作。

通过开展爱国卫生运动，不仅有效改善了环境卫生状况，为疫情防控奠定了良好基础，更通过广泛的社会动员，引导人民群众承担社会责任，参与社会健康治理，形成群防群控、全民参与的良好局面。

疫情防控 爱卫同行

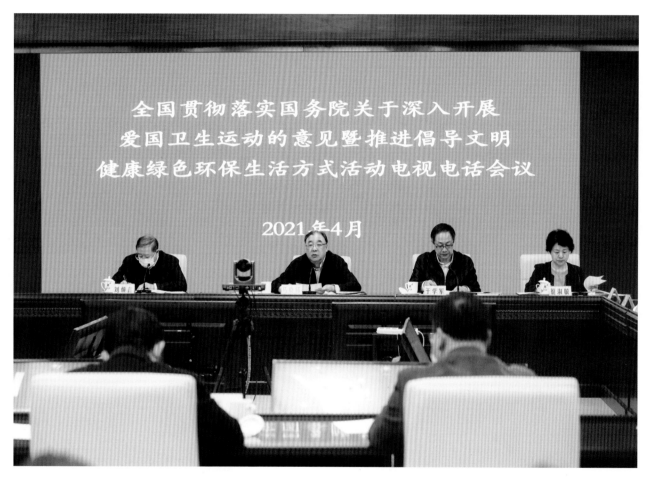

┃ 2021年4月，国家卫生健康委主任马晓伟出席全国贯彻落实国务院关于深入开展爱国卫
　生运动的意见暨推进倡导文明健康绿色环保生活方式活动电视电话会议。

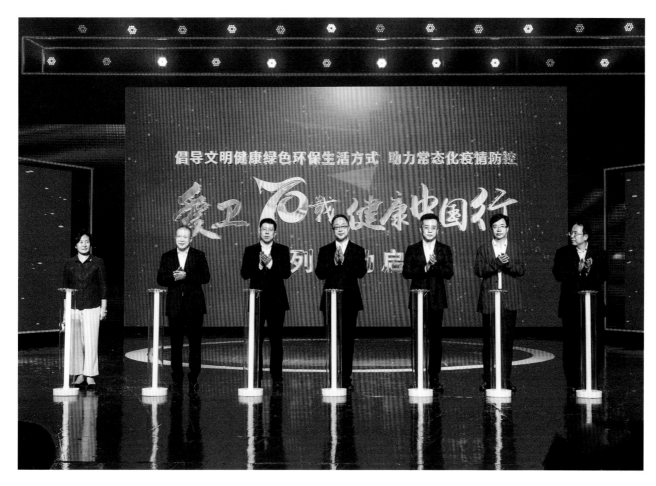

▎2022年9月30日，国家卫生健康委副主任于学军在北京出席"爱卫70载，健康中国行"系列活动启动仪式。

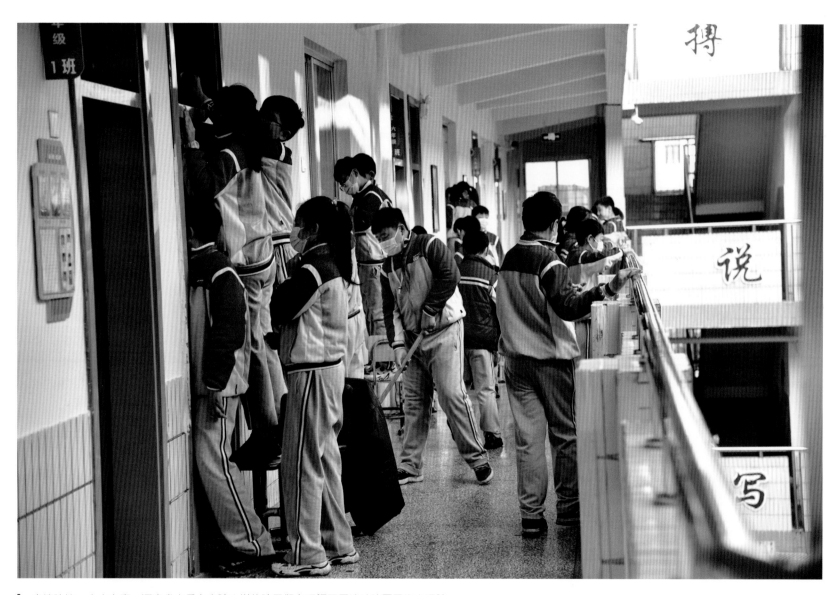

┃ 疫情防控，人人有责。河南省商丘市实验小学的孩子们在课间开展清洁校园卫生大扫除。

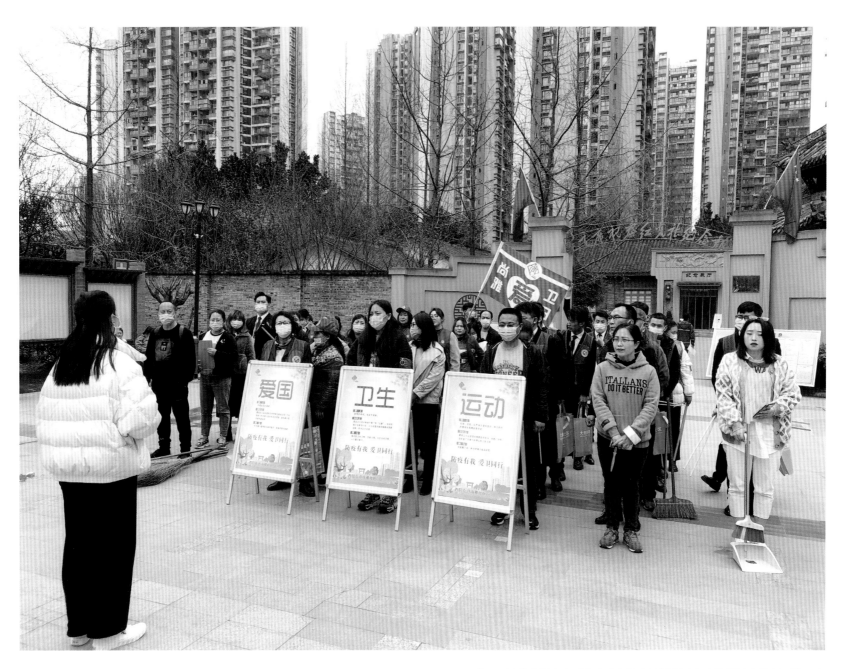

四川省成都市在毛主席视察红光社纪念馆启动爱国卫生日大扫除活动。

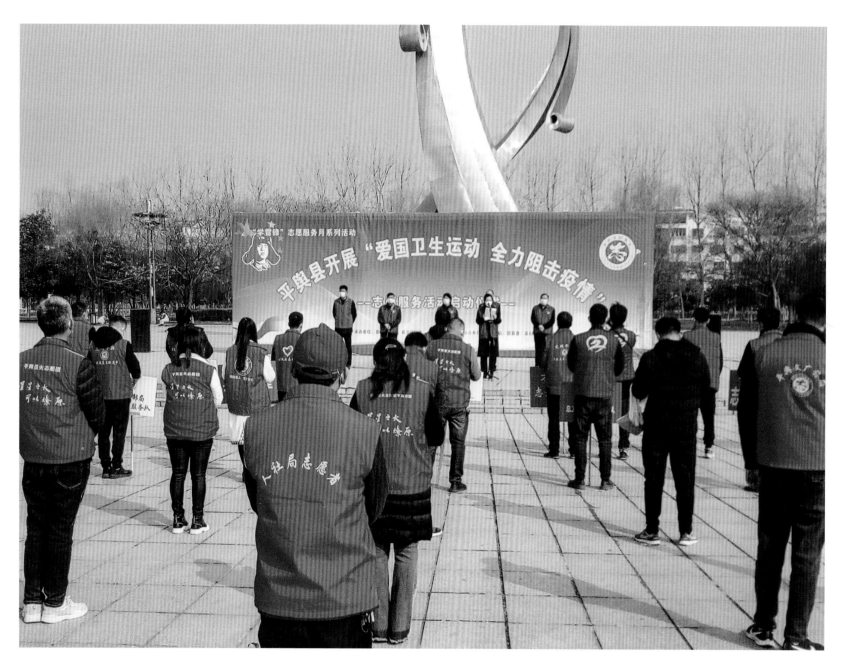

┃ 河南省驻马店市平舆县开展爱国卫生运动，全力阻击疫情。

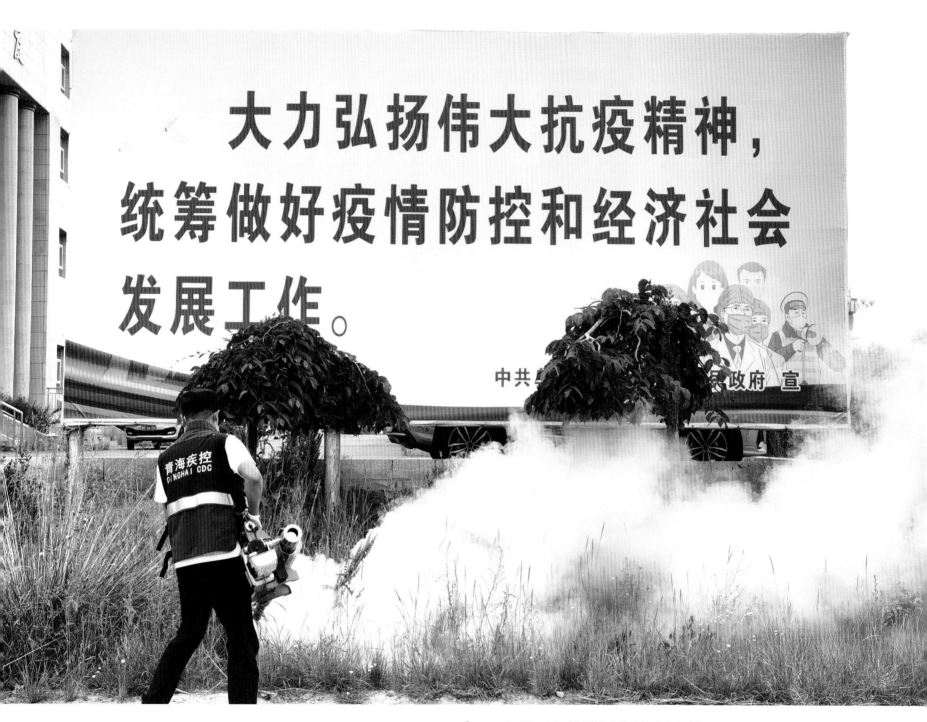

2021年7月，青海省海西蒙古族藏族自治州乌兰县组织开展"四害"防治工作。

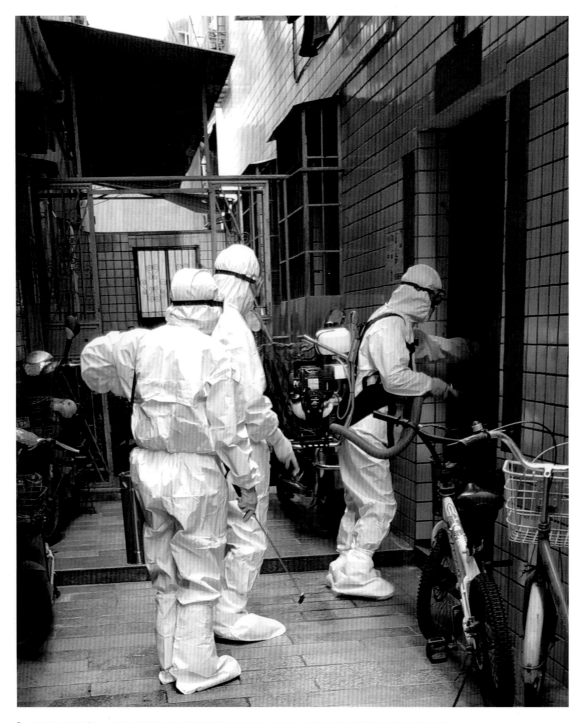

┃ 疫情防控期间，在疾控等专业机构指导和参与下，工作人员针对各类场所开展消毒工作。

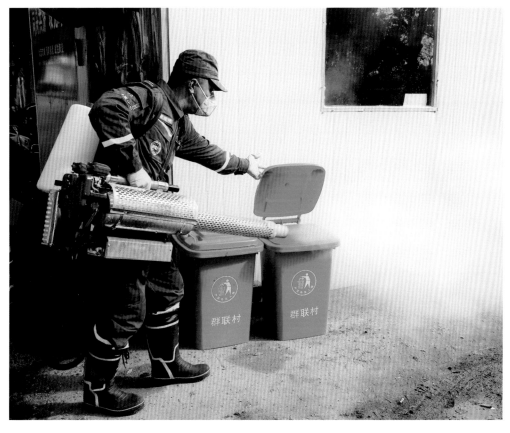

2020年6月，疾控中心工作人员进行现场消毒。

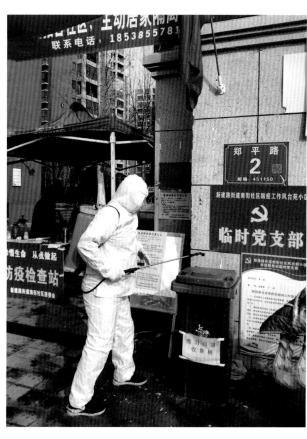

河南省某社区防疫人员在进行环境消杀。

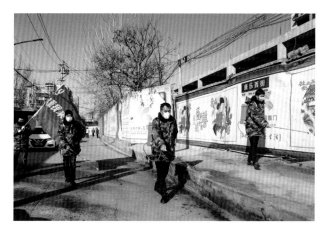

环境消杀不留死角。

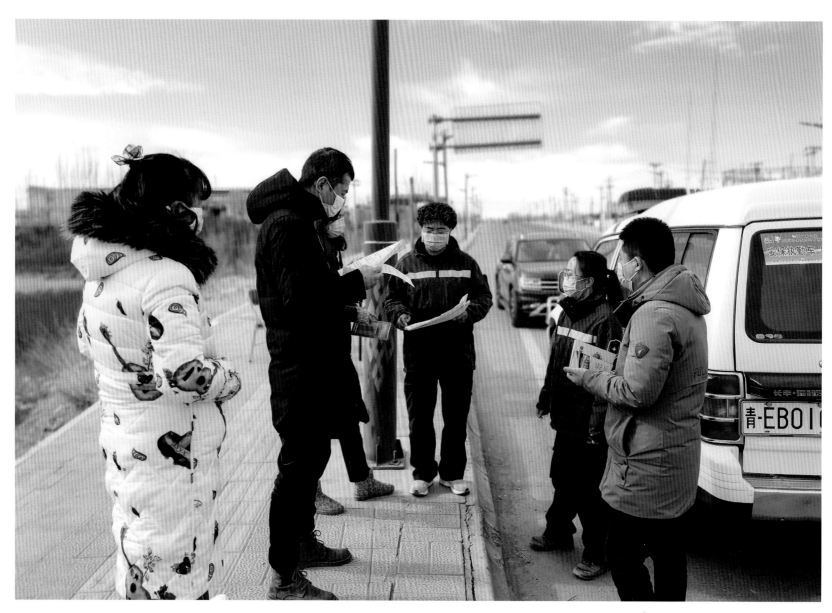

▌ 2022年3月，青海省健康教育专业人员对返乡人员进行疫情防控知识宣讲。

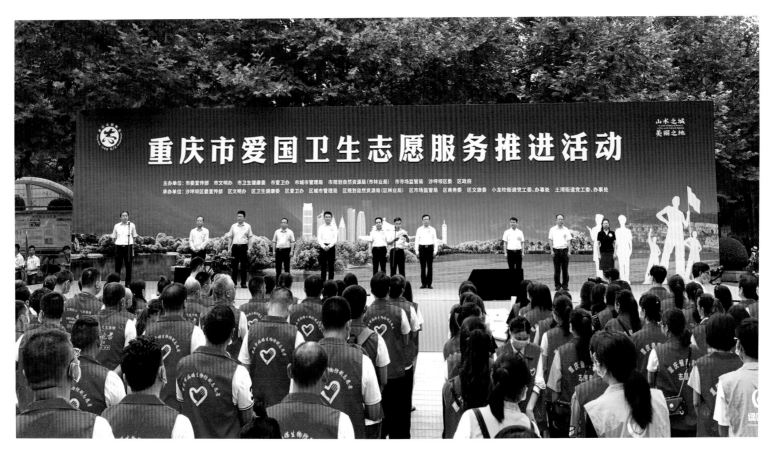

为发挥爱国卫生运动在常态化新冠肺炎疫情防控中的作用，动员群众参与形成群防群控局面，2020年6月13日，重庆市开展"防疫有我，爱卫同行"爱国卫生志愿服务推进活动。

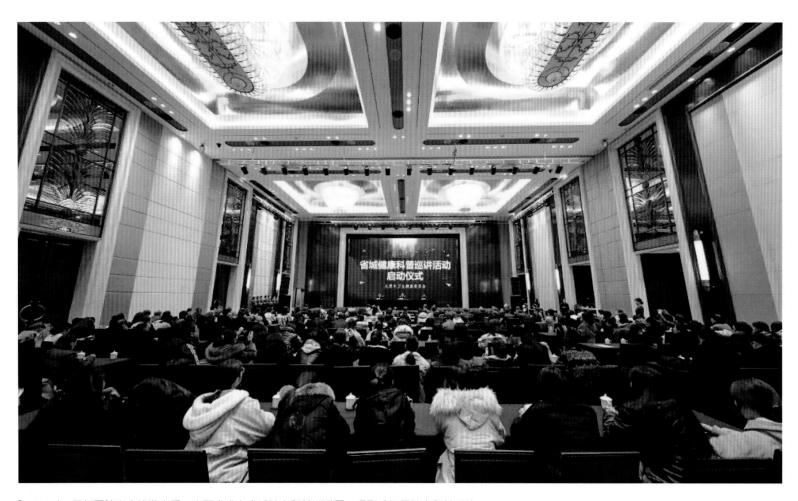

▎2020年1月新冠肺炎疫情发生后，山西省成立省城健康科普巡讲团，多形式开展健康科普活动。

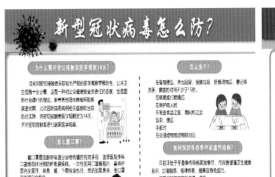

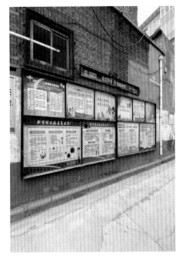

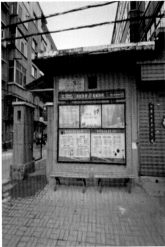

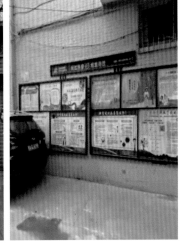

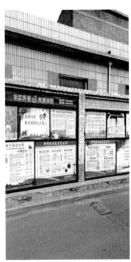

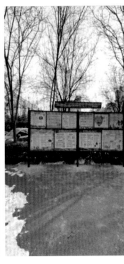

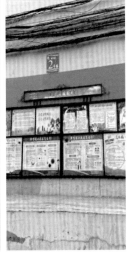

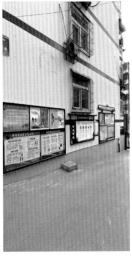

2020年，山西省太原市爱卫办在城六区居民大院内设置520块宣传栏，宣传新冠肺炎疫情防控知识（组图）。

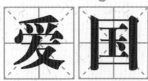 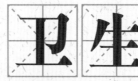

防疫有我 爱卫同行 第32个爱国卫生月

ài guó　wèi shēng　yùn dòng

爱国 卫生 运动

[知识点]

爱国卫生运动是我们党把群众路线运用于卫生防病工作的伟大创举和成功实践，是毛泽东同志倡导发起的。

[例句]

自觉遵守疫情防控各项规定，就是爱国的体现。

[知识点]

爱国卫生运动相继开展了除"四害"、城乡环境卫生整洁行动、卫生城镇创建和健康城镇建设等一系列卫生活动。

[例句]

良好的卫生习惯、饮食习惯、生态文明习惯，一个都不能少。

[知识点]

爱国卫生运动是由党委政府领导、多部门协作、全社会广泛参与的群众性卫生活动。

[例句]

宅发霉了吗？来场爱国卫生运动吧！

全国爱卫办 | 中央文明办
生态环境部 | 住房城乡建设部 | 农业农村部 | 国家卫生健康委
全国总工会 | 共青团中央 | 全国妇联

承制 中国健康教育中心

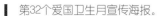

第32个爱国卫生月宣传海报。

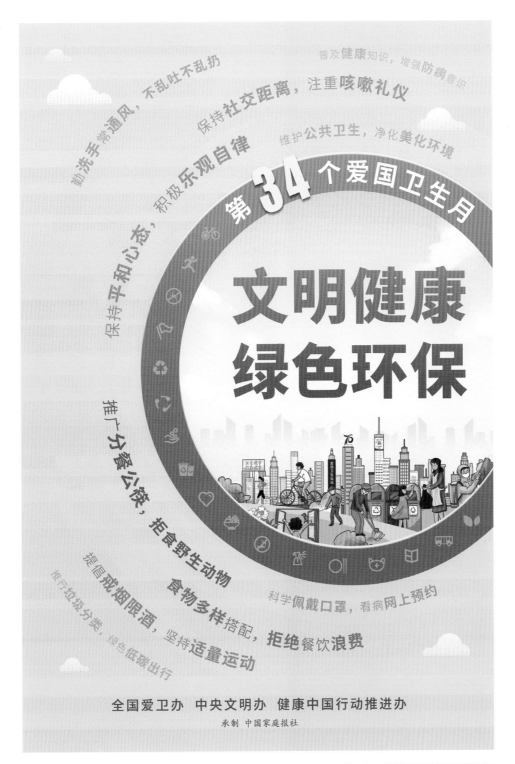

第34个爱国卫生月宣传海报。

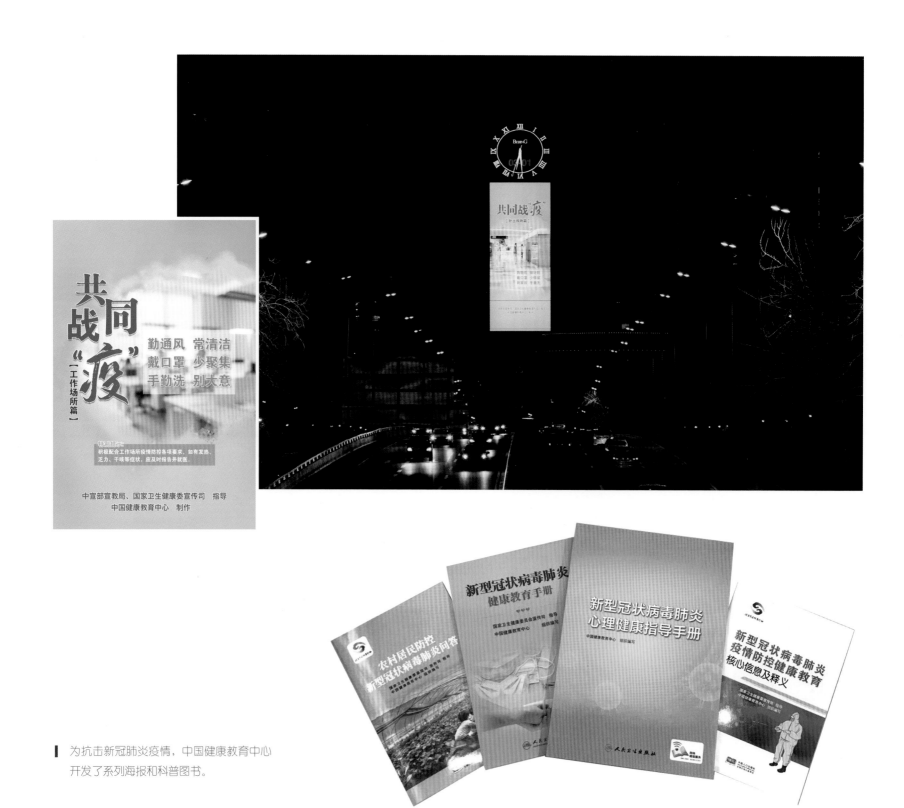

▎为抗击新冠肺炎疫情，中国健康教育中心
开发了系列海报和科普图书。

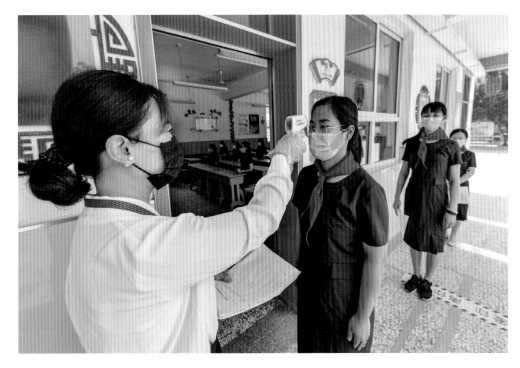

2020年5月31日，河北省邯郸市邯山区渚河路小学教师在演练中模拟对学生进行体温检测，保持"一米线"距离。

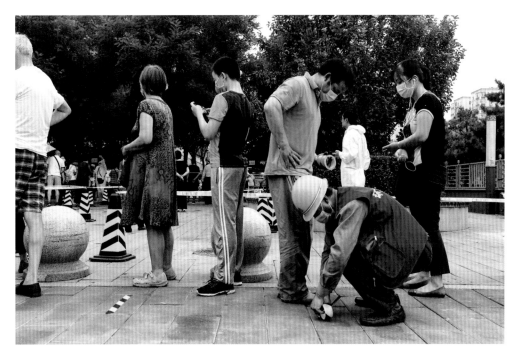

核酸检测现场，工人正在贴"一米线"。

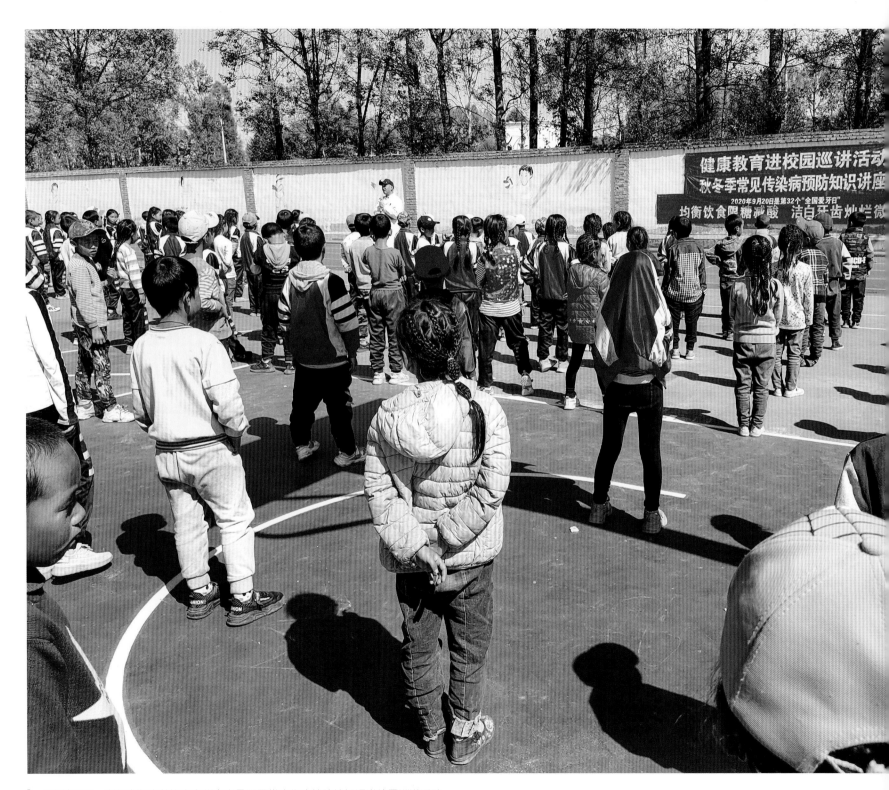

▌ 2020年3月，青海省海南藏族自治州贵南县开展常态化疫情防控知识进校园巡讲活动。

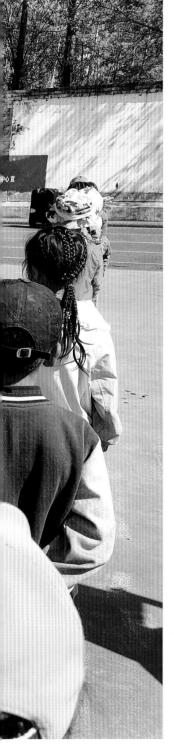

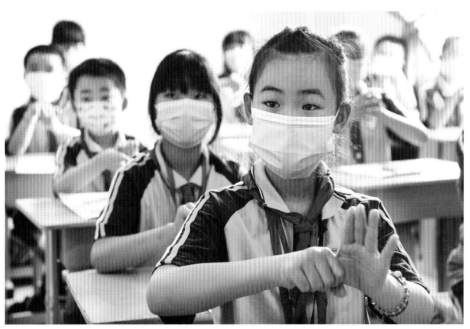

2020年5月，山东省枣庄市山亭区桑村镇中心小学的学生在学习正确的洗手方法。

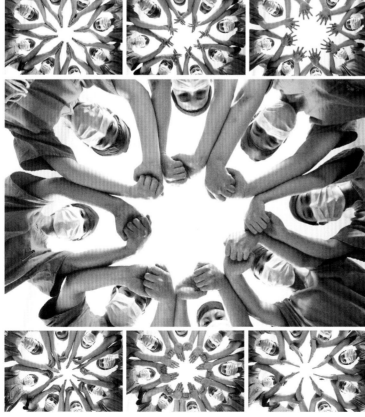

七步洗手法（组图）。

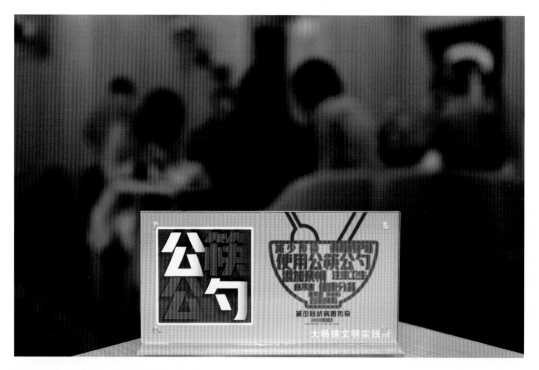

▎ 2020年3月23日，在安徽省合肥市庐阳区大杨镇夹塘社区一饭店提示使用公筷公勺。

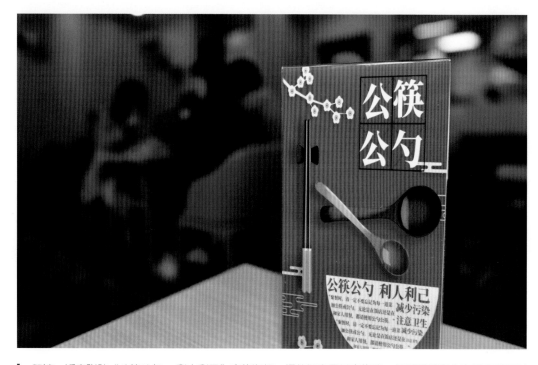

▎ 餐馆、饭店张贴"公筷公勺 利人利己"宣传海报，摆放健康用餐宣传牌，倡导居民群众在饭店聚餐时自觉使用公筷公勺，养成健康用餐好习惯。

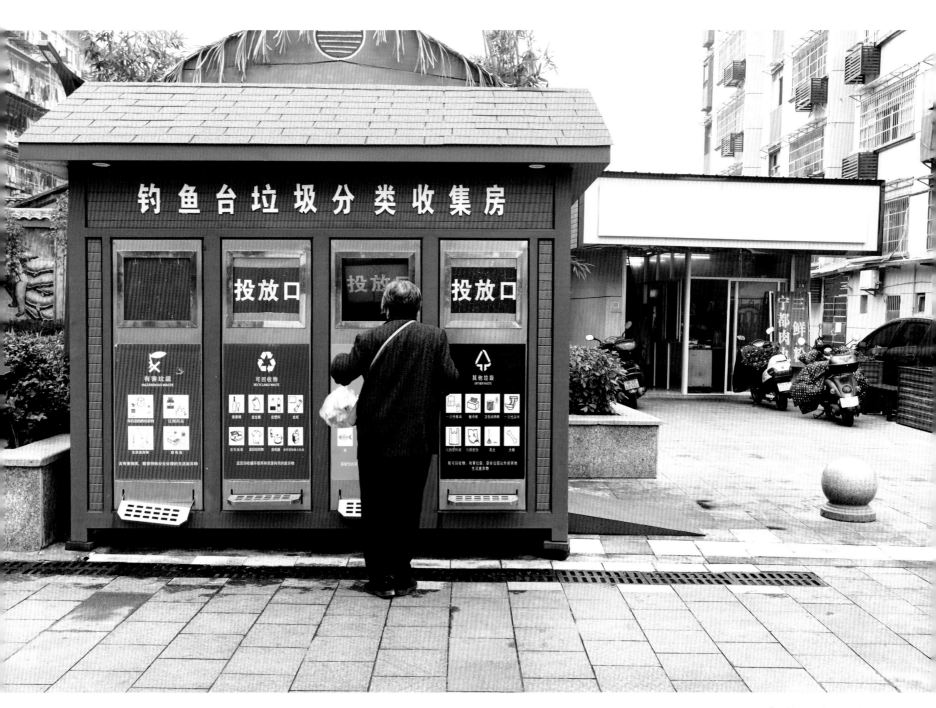

垃圾分类处理站。

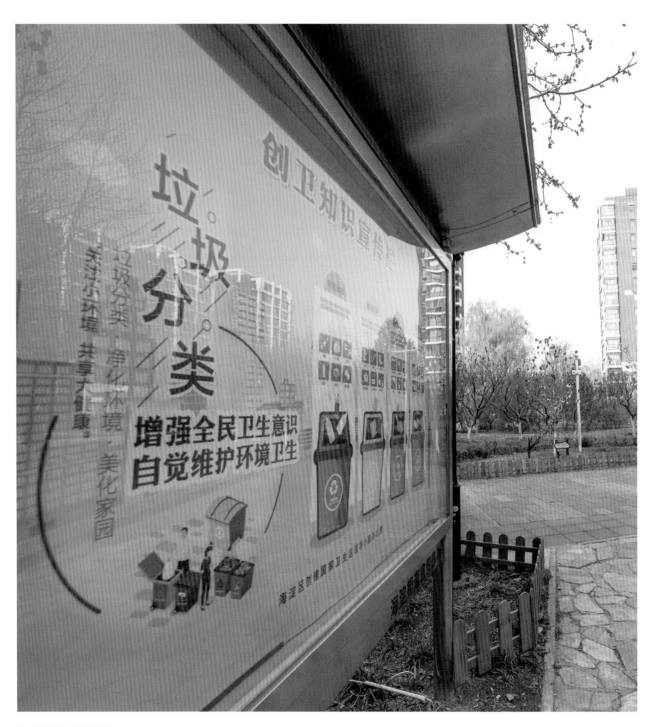

▌ 垃圾分类宣传栏。

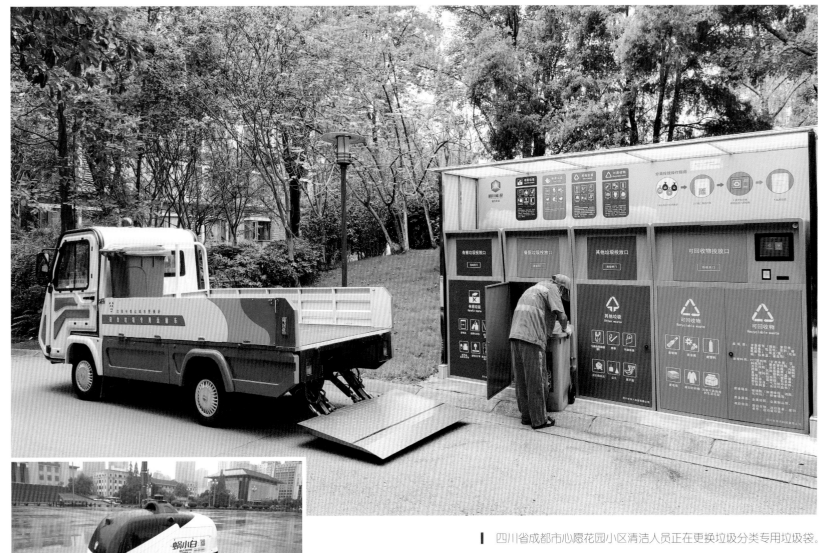

四川省成都市心愿花园小区清洁人员正在更换垃圾分类专用垃圾袋。

四川省成都市无人扫地车在清扫保洁路面。

人民健康是民族昌盛和国家富强的重要标志，预防是最经济最有效的健康策略。2016年10月，中共中央、国务院发布的《"健康中国2030"规划纲要》明确指出"共建共享、全民健康"是建设健康中国的战略主题。

　　2019年，国务院印发了《关于实施健康中国行动的意见》，明确提出实施15项专项行动，清晰勾勒出健康中国的行动"路线图"，深化"大卫生、大健康"理念，努力全方位、全周期保障人民健康。

　　一人健康是立身之本，人民健康是立国之基。加快推进健康中国建设，是我们党对人民的郑重承诺。

健康中国 共建共享

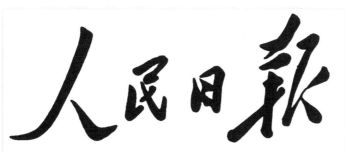

人民日报
RENMIN RIBAO

人民网网址：http://www.people.com.cn

2016年10月

26

星期三

丙申年九月廿六

人民日报社出版

国内统一连续出版物号
CN 11-0065

代号 1-1

第24945期

今日24版

中共中央　国务院
印发《"健康中国2030"规划纲要》

新华社北京10月25日电　近日，中共中央、国务院印发了《"健康中国2030"规划纲要》，并发出通知，要求各地区各部门结合实际认真贯彻落实。

《"健康中国2030"规划纲要》全文如下。

目　录

序　言
第一篇　总体战略
第一章　指导思想
第二章　战略主题
第三章　战略目标
第二篇　普及健康生活
第四章　加强健康教育
第五章　塑造自主自律的健康行为
第六章　提高全民身体素质
第三篇　优化健康服务
第七章　强化覆盖全民的公共卫生服务
第八章　提供优质高效的医疗服务
第九章　充分发挥中医药独特优势
第十章　加强重点人群健康服务
第四篇　完善健康保障

第十二章　完善药品供应保障体系
第五篇　建设健康环境
第十三章　深入开展爱国卫生运动
第十四章　加强影响健康的环境问题治理
第十五章　保障食品药品安全
第十六章　完善公共安全体系
第六篇　发展健康产业
第十七章　优化多元办医格局
第十八章　发展健康服务新业态
第十九章　积极发展健身休闲运动产业
第二十章　促进医药产业发展
第七篇　健全支撑与保障
第二十一章　深化体制机制改革
第二十二章　加强健康人力资源建设
第二十三章　推动健康科技创新
第二十四章　建设健康信息化服务体系
第二十五章　加强健康法治建设
第二十六章　加强国际交流合作
第八篇　强化组织实施

第二十八章　营造良好社会氛围
第二十九章　做好实施监测

序　言

健康是促进人的全面发展的必然要求，是经济社会发展的基础条件。实现国民健康长寿，是国家富强、民族振兴的重要标志，也是全国各族人民的共同愿望。

党和国家历来高度重视人民健康。新中国成立以来特别是改革开放以来，我国健康领域改革发展取得显著成就，城乡环境面貌明显改善，全民健身运动蓬勃发展，医疗卫生服务体系日益健全，人民健康水平和身体素质持续提高。2015年我国人均预期寿命已达76.34岁，婴儿死亡率、5岁以下儿童死亡率、孕产妇死亡率分别下降到8.1‰、10.7‰和20.1/10万，总体上优于中高收入国家平均水平，为全面建成小康社会奠定了重要基础。同时，工业化、城镇化、人口老龄化、疾病谱变化、生态环境及生活方式变化等，也给维护和促进健康带来一系列新的挑战，健康服务供给总体不足与需求不断增长之间的矛盾依然突出，健康领域发展与经济社会发展的协调性有待增强，需要从国家战略层面统筹解决关系健康的重大和长远

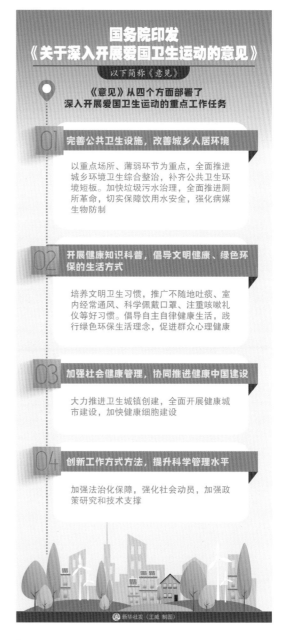

2016年10月，中共中央、国务院印发了《"健康中国2030"规划纲要》，进一步明确了当前和今后一段时期爱国卫生工作的主要任务。

2020年11月，国务院印发《关于深入开展爱国卫生运动的意见》。

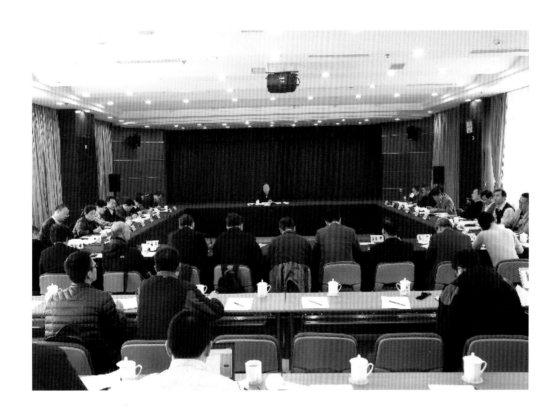

2016年11月2日，时任国家卫生计生委副主任马晓伟主持召开《"健康中国2030"规划纲要》专家座谈会，听取有关专家对贯彻实施工作的意见和建议。

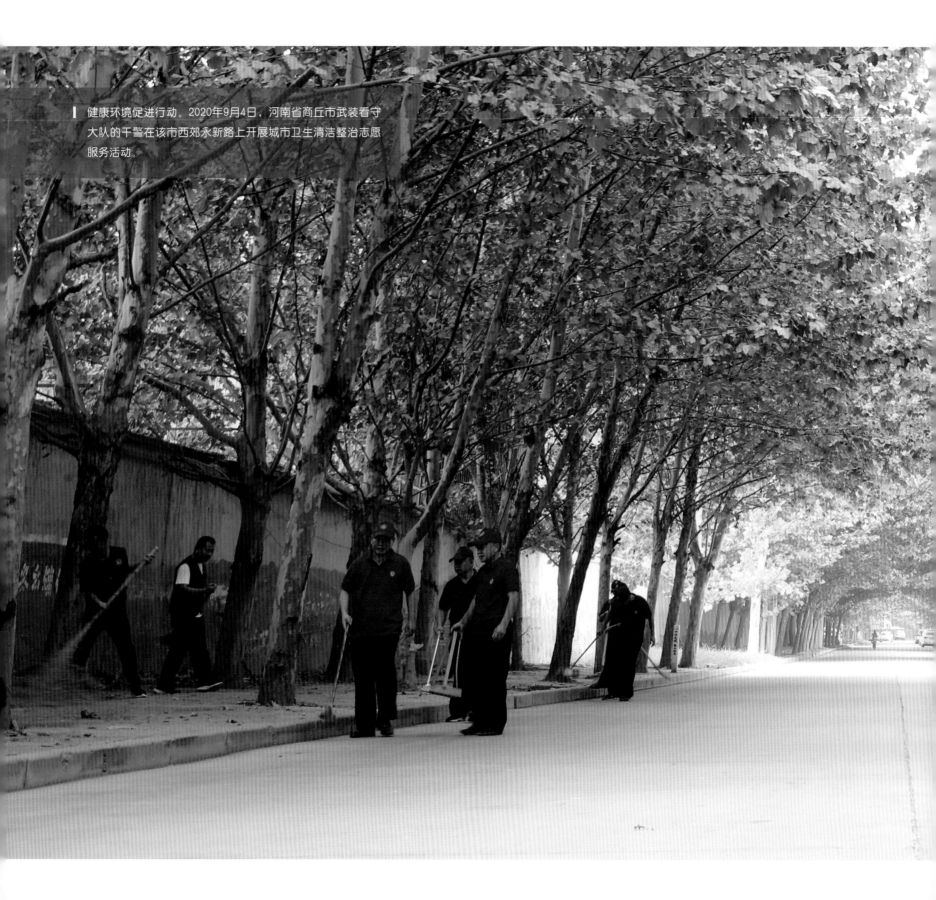

健康环境促进行动。2020年9月4日，河南省商丘市武装看守大队的干警在该市西郊永新路上开展城市卫生清洁整治志愿服务活动。

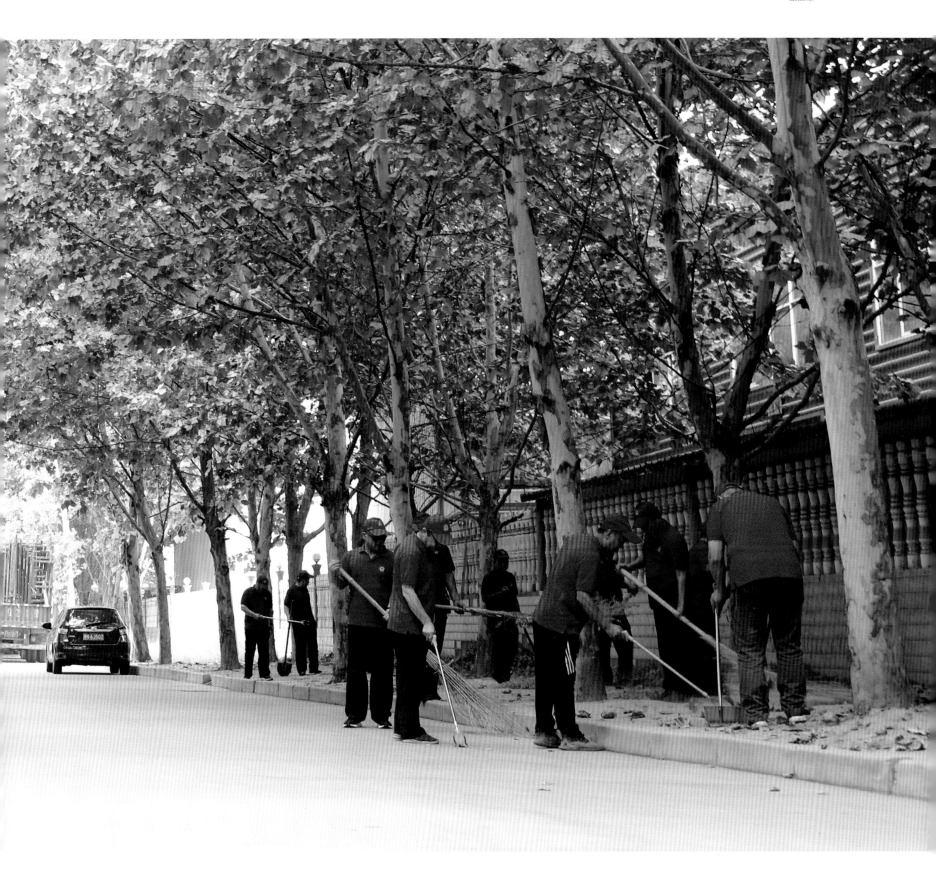

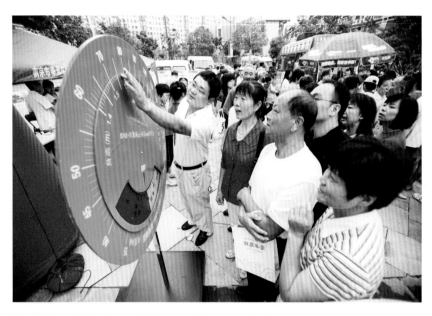

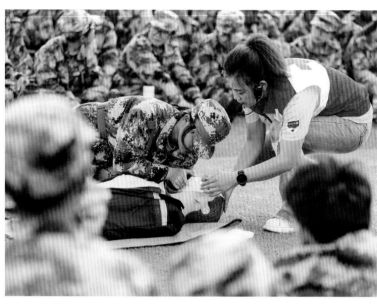

▌健康知识普及行动。江苏省开展全民健康生活方式日活动。

▌健康知识普及行动。浙江省宁波市慈溪市开展健康促进学校建设，图为应急救护主题知识普及活动。

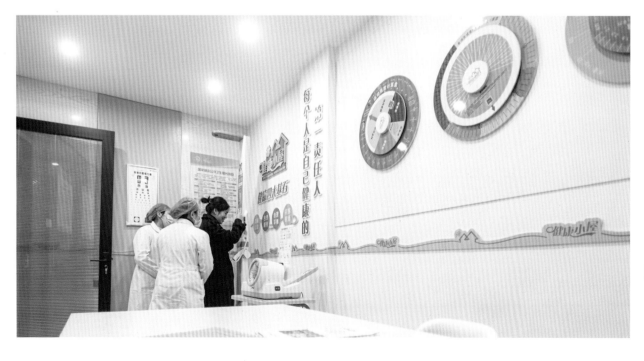

▌健康知识普及行动。江西省赣州市章贡区居委会内设置的健康小屋，辖区居民可以随时来这里体检。

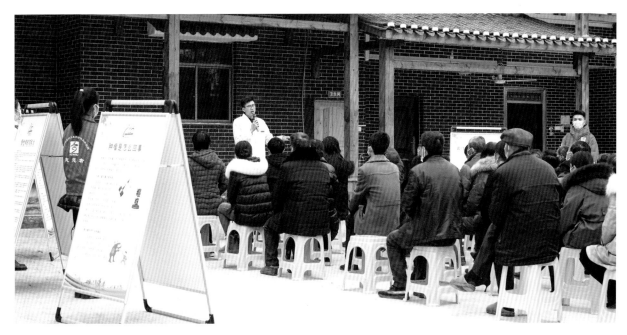

健康知识普及行动。重庆市合川区群众在家门口就能听到贴近生活的健康科普讲座。

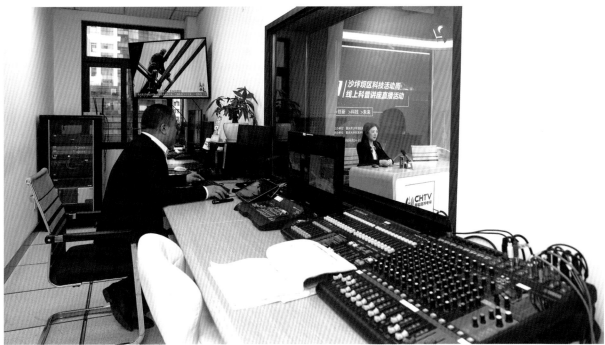

健康知识普及行动。重庆市肿瘤医院专门设置了录影棚录制健康科普节目。

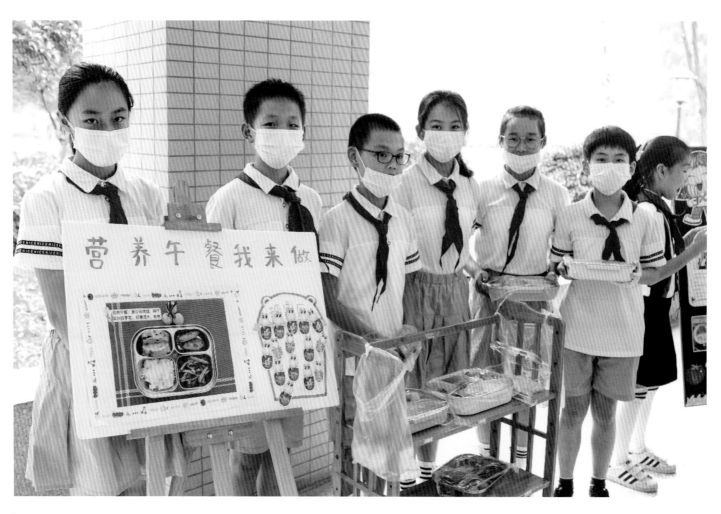

▌ 合理膳食行动。西湖小学教育集团紫萱小学的学生们，在杭州市"520中国学生营养日"暨"饮食健康，'营'在你我"主题宣传活动中介绍学
校设计、开发的"营养午餐"。

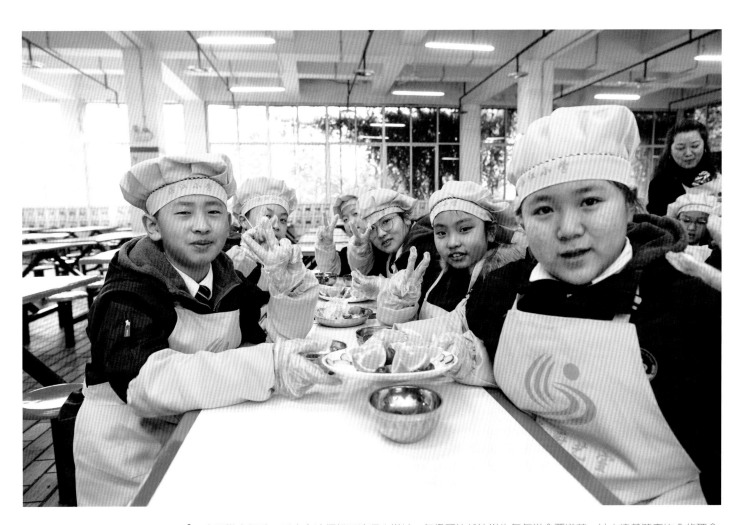

合理膳食行动。重庆市沙坪坝区滨江小学从一年级开始就让学生每年学会两道菜，从小培养健康饮食的理念。

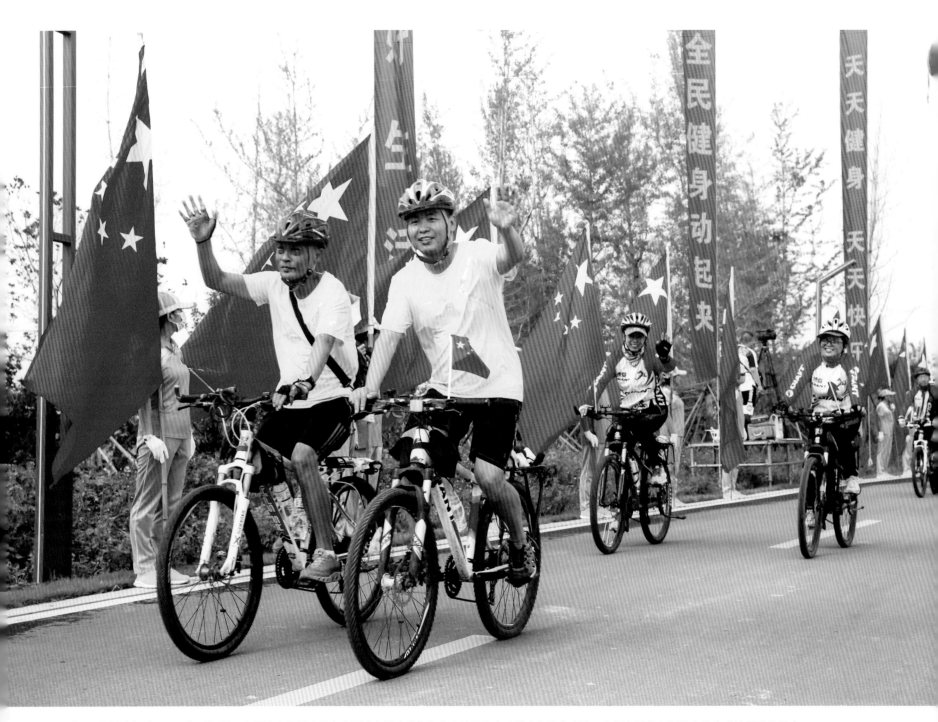

▎全民健身行动。2020年8月8日，全民健身日河南省主会场设在河南省焦作市大沙河体育公园文化体育广场，自行车爱好者以骑车的方式诠释健身理念。

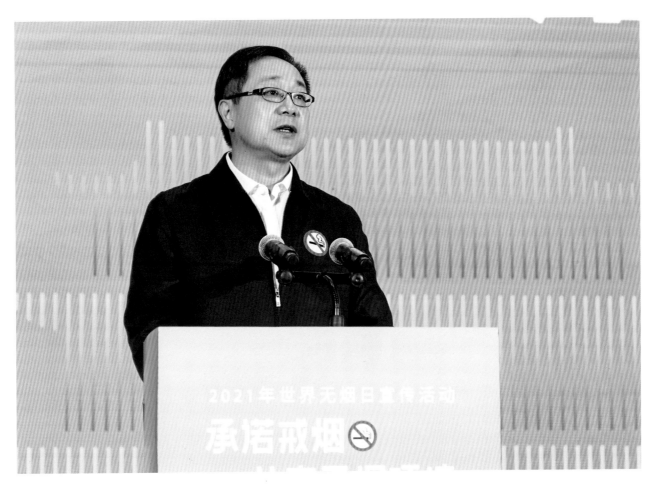

控烟行动。2021年5月31日，国家卫生健康委副主任于学军在河北省秦皇岛市出席第34个世界无烟日宣传活动。

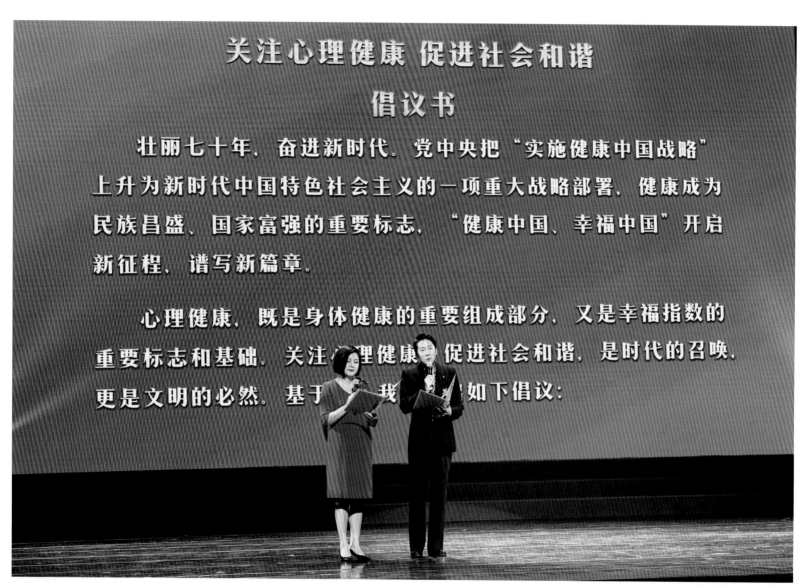

┃ 心理健康促进行动。2019年10月10日，在世界精神卫生日活动现场发布"关注心理健康 促进社会和谐倡议书"。

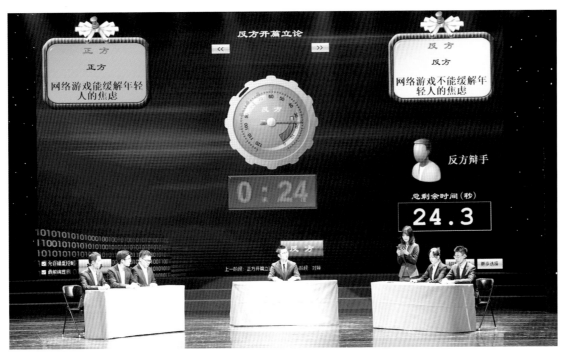

心理健康促进行动。2019年10月10日世界精神卫生日当天，北京大学的学生就"游戏障碍"主题进行辩论。

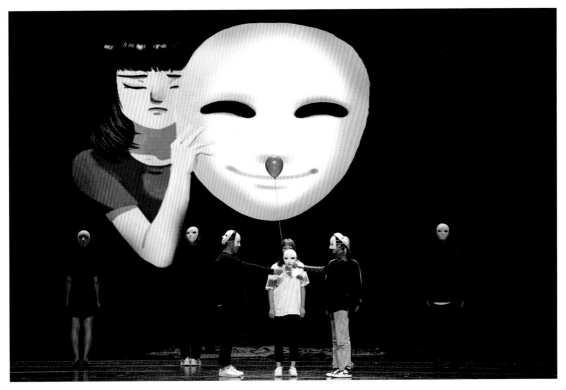

心理健康促进行动。2019年10月10日世界精神卫生日当天，宁波财经学院的同学们表演心理情景剧《蓝气球》，主题内容是怎样面对抑郁症。

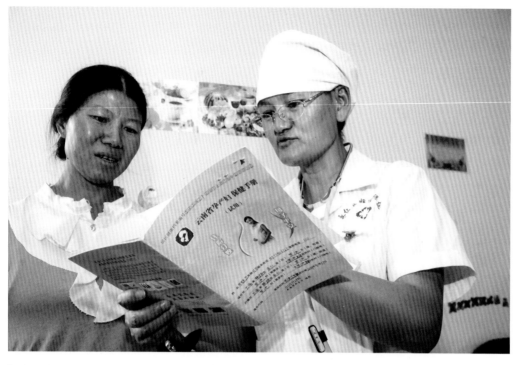

┃ 妇幼健康促进行动。医护人员为高危孕产妇讲解生活中的饮食、运动、身体变化等注意事项和出现紧急状态时的处理方法。

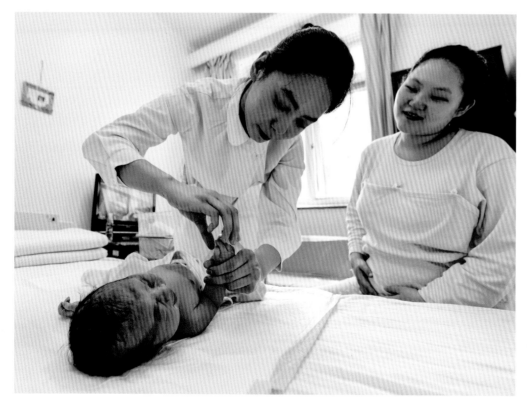

┃ 妇幼健康促进行动。护士在指导年轻的母亲为婴儿做抚触治疗。

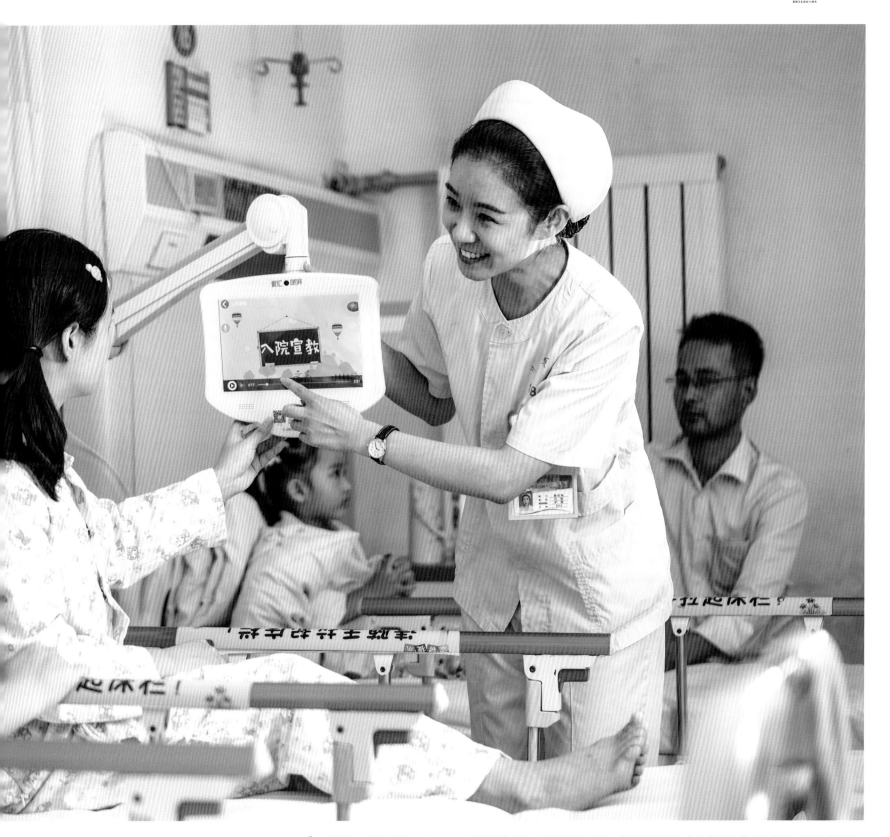

妇幼健康促进行动。2020年，江苏省徐州市儿童医院的护理人员利用多媒体床边电视为患儿家属做入院健康宣教。

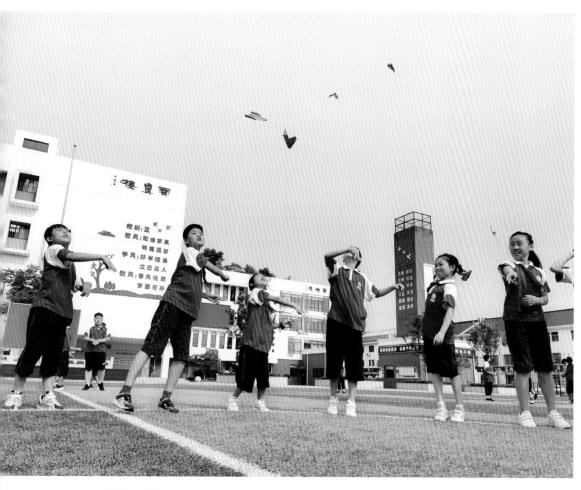

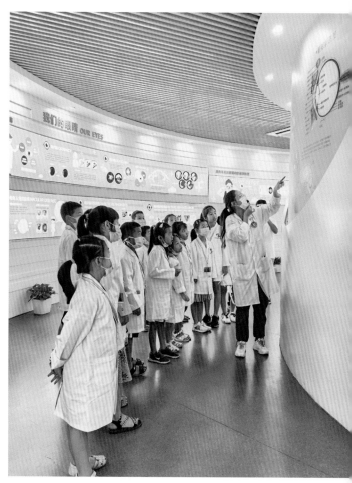

中小学健康促进行动。2019年以来，浙江省湖州市南浔区教育局在全区各校总结推广重兆小学、双林庆同小学"望远心远"预防近视锻炼的经验，积极探索推行"一歌二操三望四育"模式，形成"望远心远"预防近视"南浔模式"，让学生了解保护视力的意义，激发预防近视的信心，让每一个孩子都拥有一双明亮的眼睛。图为望远防近集体锻炼。

中小学健康促进行动。浙江省温州市道尔顿小学学生参观眼健康科普馆。

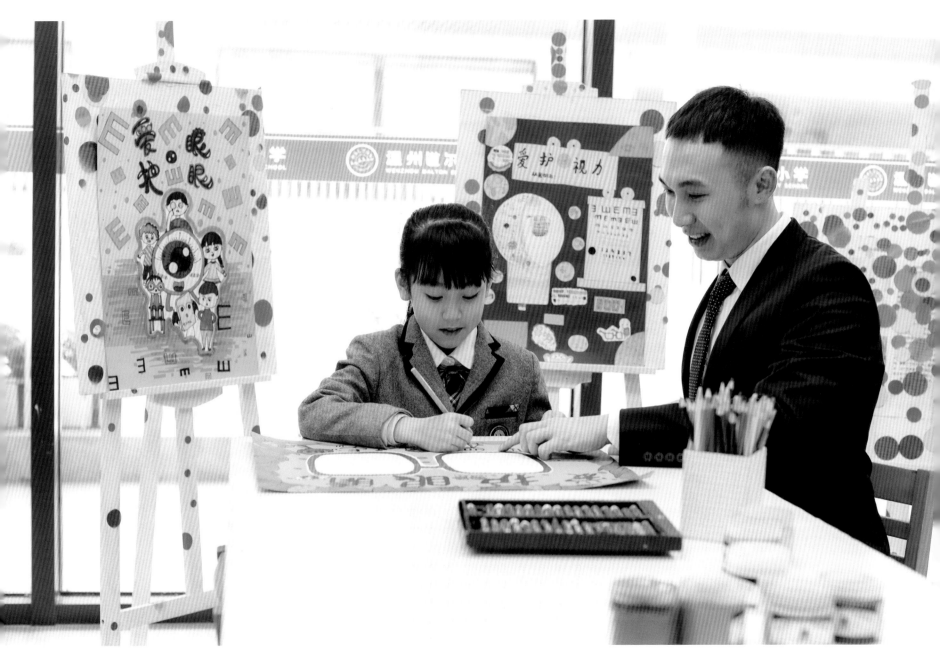

中小学健康促进行动。浙江省温州市道尔顿小学师生共同创作爱护眼睛绘画。

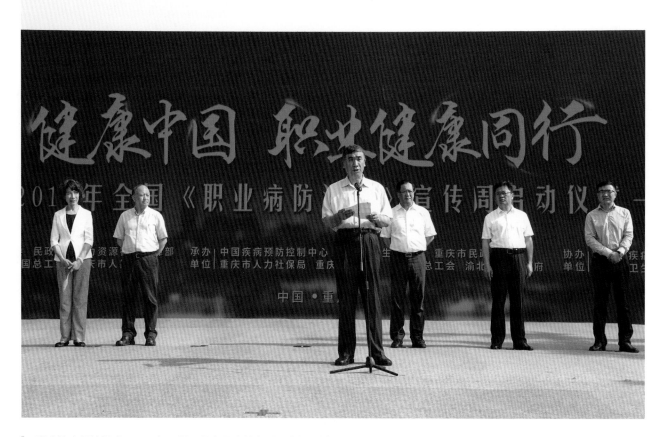

▌ 职业健康保护行动。2019年10月，国家卫生健康委副主任李斌赴重庆参加《职业病防治法》宣传周启动仪式并讲话。

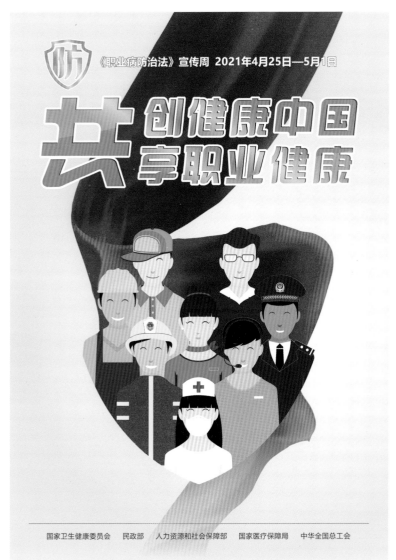

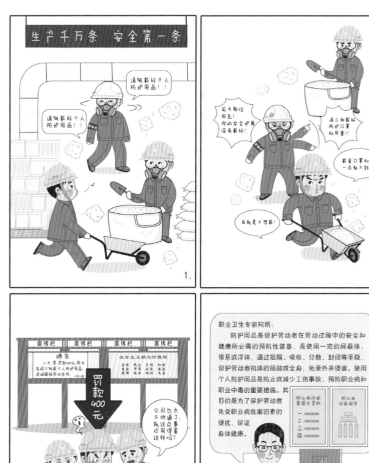

职业健康保护行动。2021年《职业病防治法》宣传周主题海报。

职业健康保护行动。山东省淄博市职业病防治院开发的系列健康教育材料（组图）。

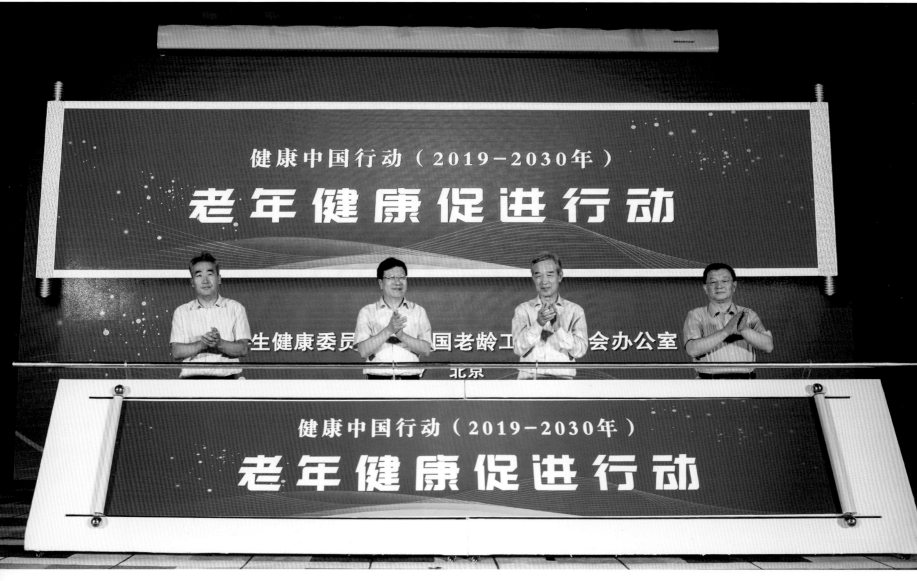

┃ 2019年7月30日，老年健康促进行动主题推进活动在北京举行。

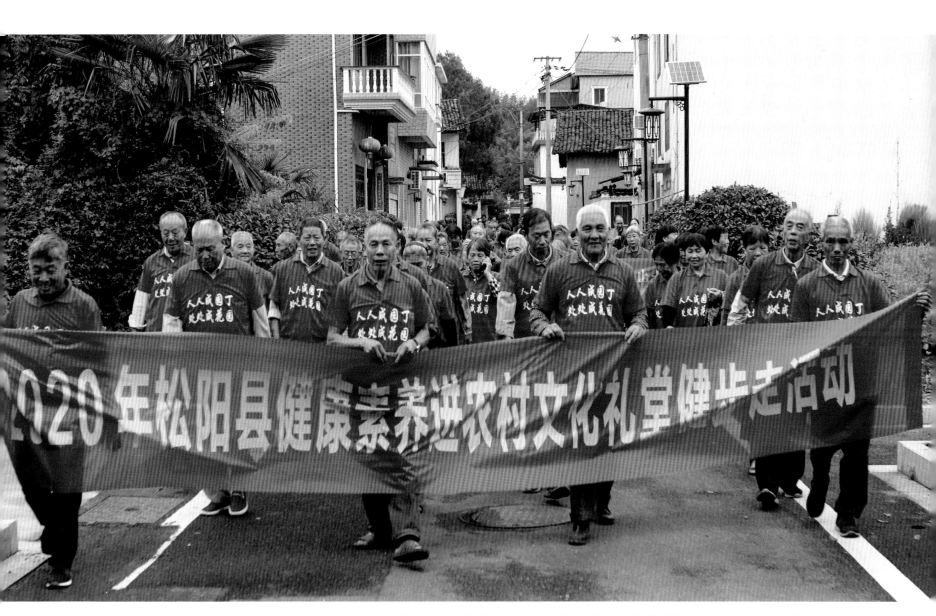

老年健康促进行动。2021年，浙江省丽水市松阳县开展健康素养进农村文化礼堂健步走活动。

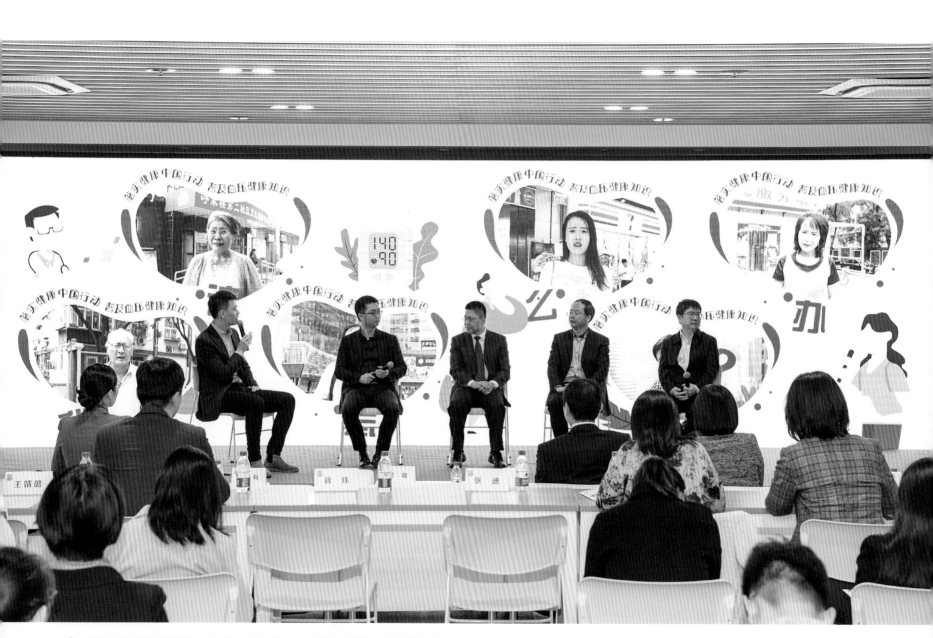

┃ 心脑血管疾病防治行动。2019年10月22日，在全国高血压防治宣传日主题活动上，专家们就"高血压谣言""高血压现状及防治知识"做了通俗
易懂的讲述和分享。

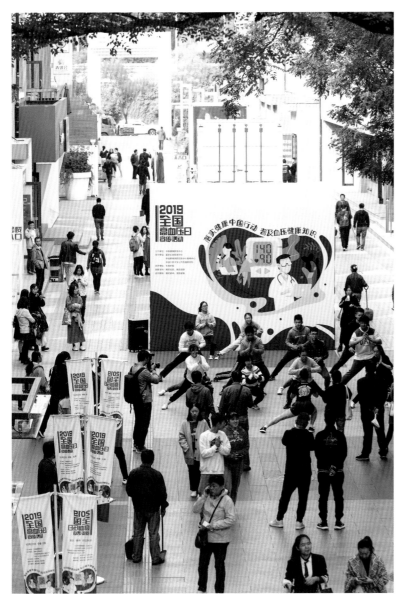

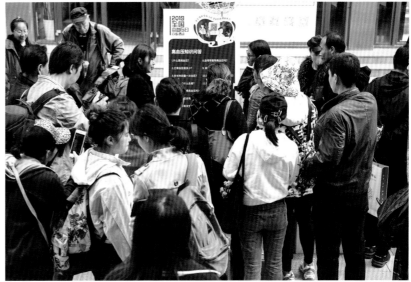

心脑血管疾病防治行动。2019年10月22日，在北京市中关村创业大街开展了丰富多彩的高血压防治现场活动。

心脑血管疾病防治行动。2019年10月，高血压有奖问答现场。

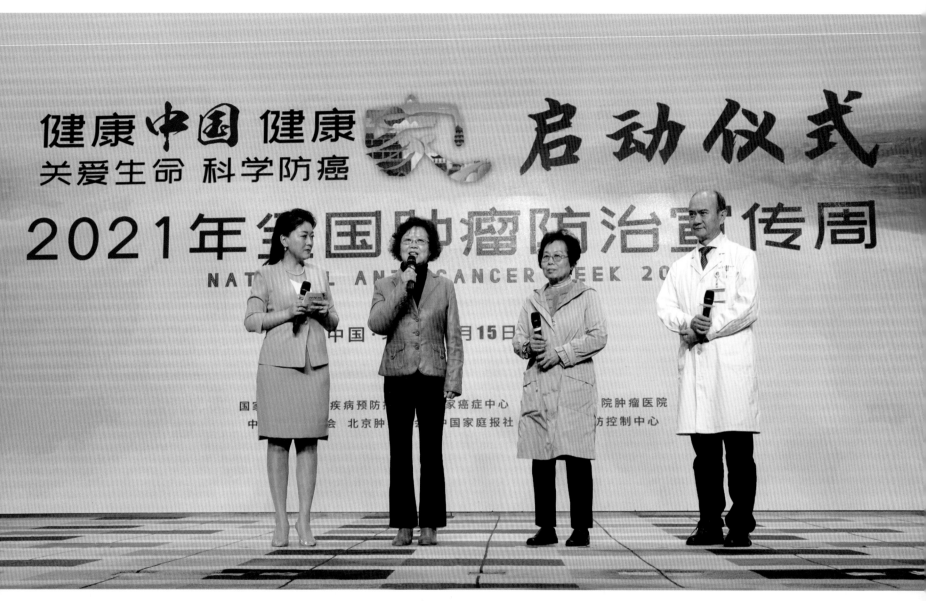

▎ 癌症防治行动。2021年全国肿瘤防治宣传周启动仪式上，抗癌明星孙桂兰姐妹分享抗癌经历。

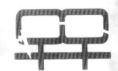

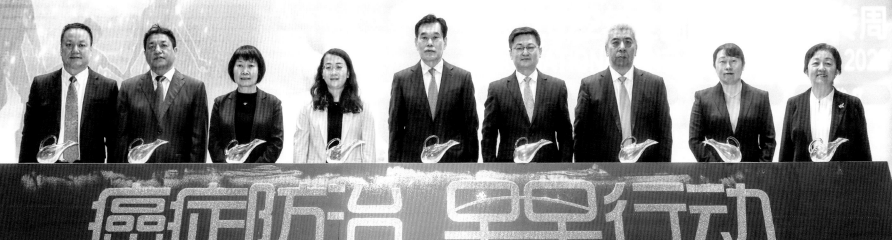

癌症防治行动。2022年4月，第28届全国肿瘤防治宣传周"癌症防治 早早行动"启动仪式。

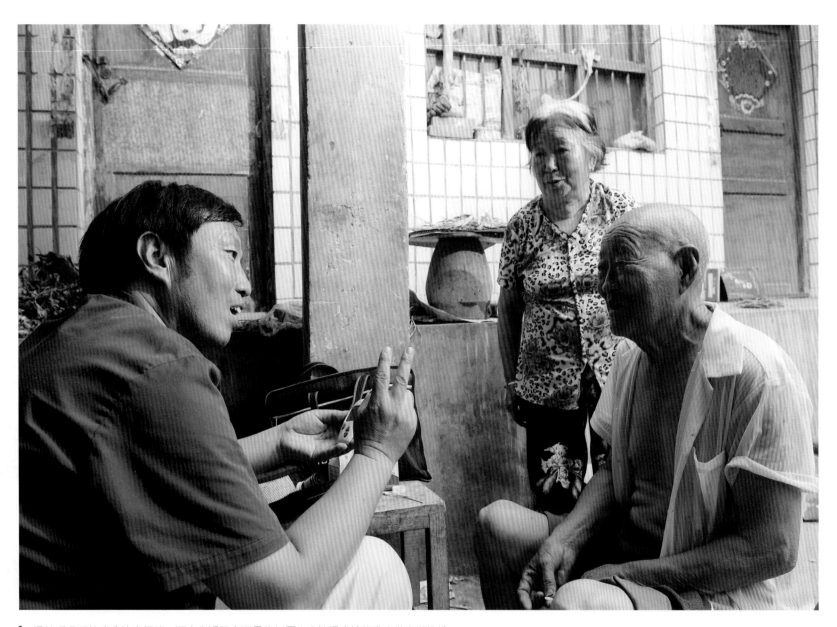

┃ 慢性呼吸系统疾病防治行动。河南省洛阳市嵩县的村医入户为慢病签约患者做定期体检。

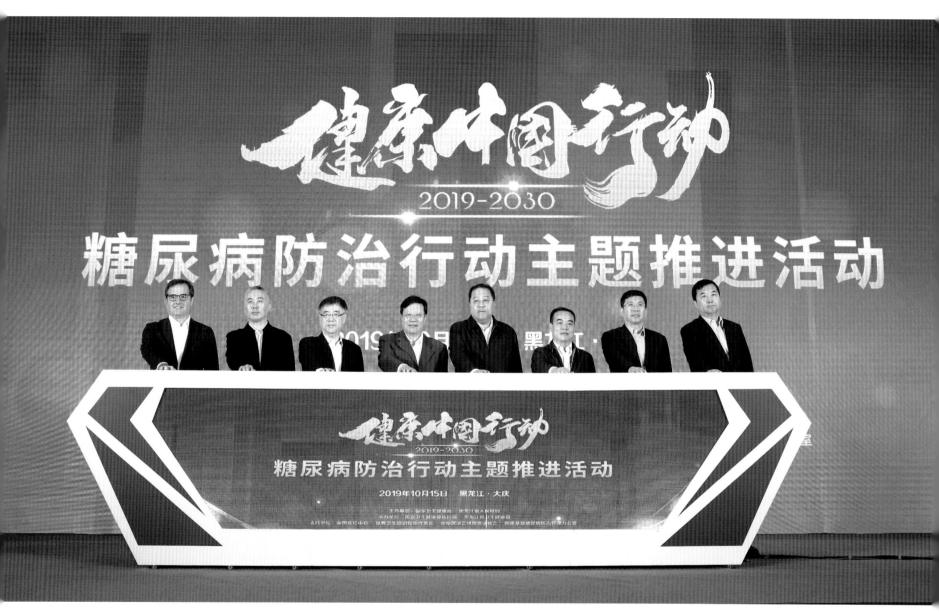

2019年10月15日，健康中国行动糖尿病防治行动主题推进活动在黑龙江省大庆市举行。

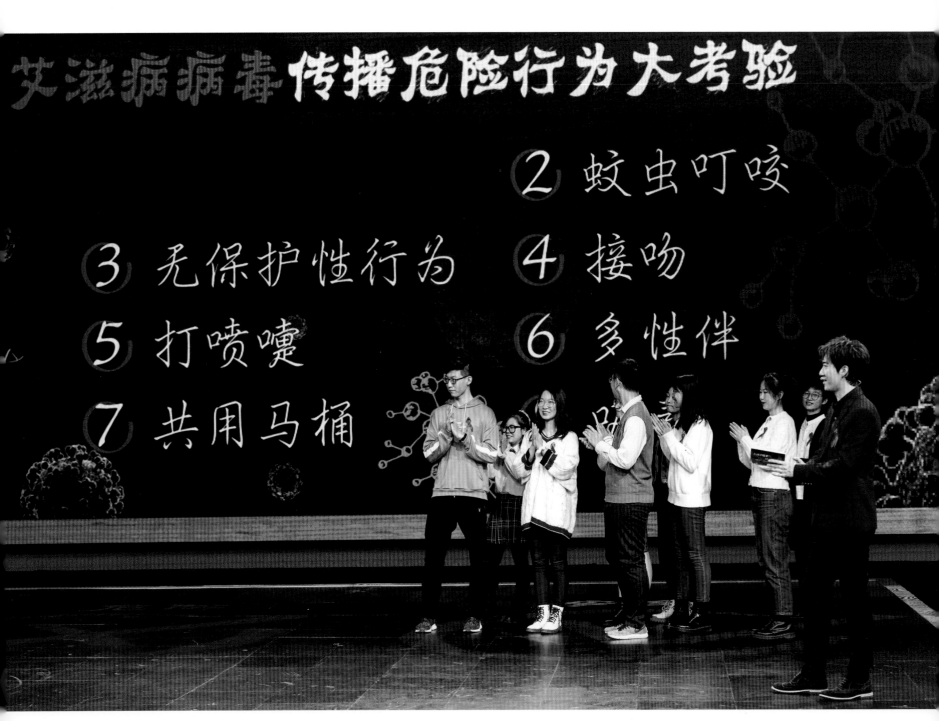

▎ 传染病及地方病防控行动。2020年12月，北京卫视《老师请回答》栏目中世界艾滋病日特别节目的互动环节。

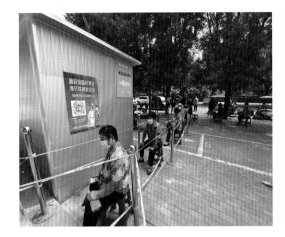
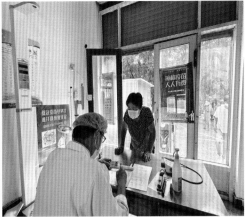
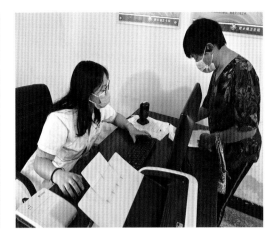
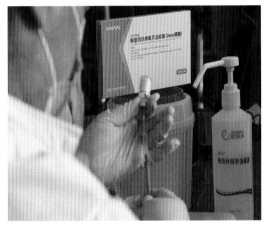
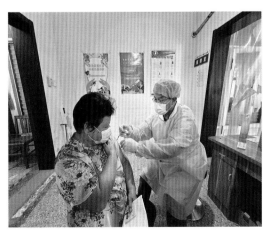
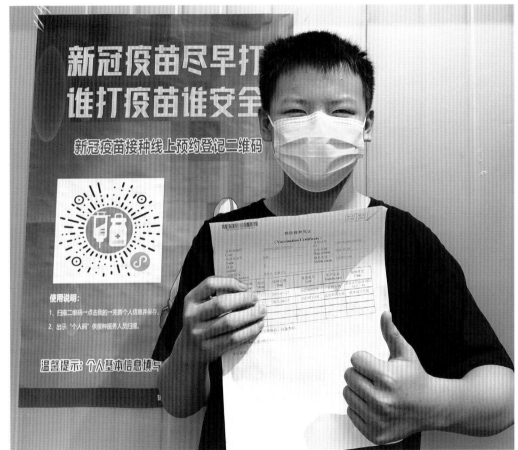

传染病及地方病防控行动。接种疫苗，人人有责（组图）。

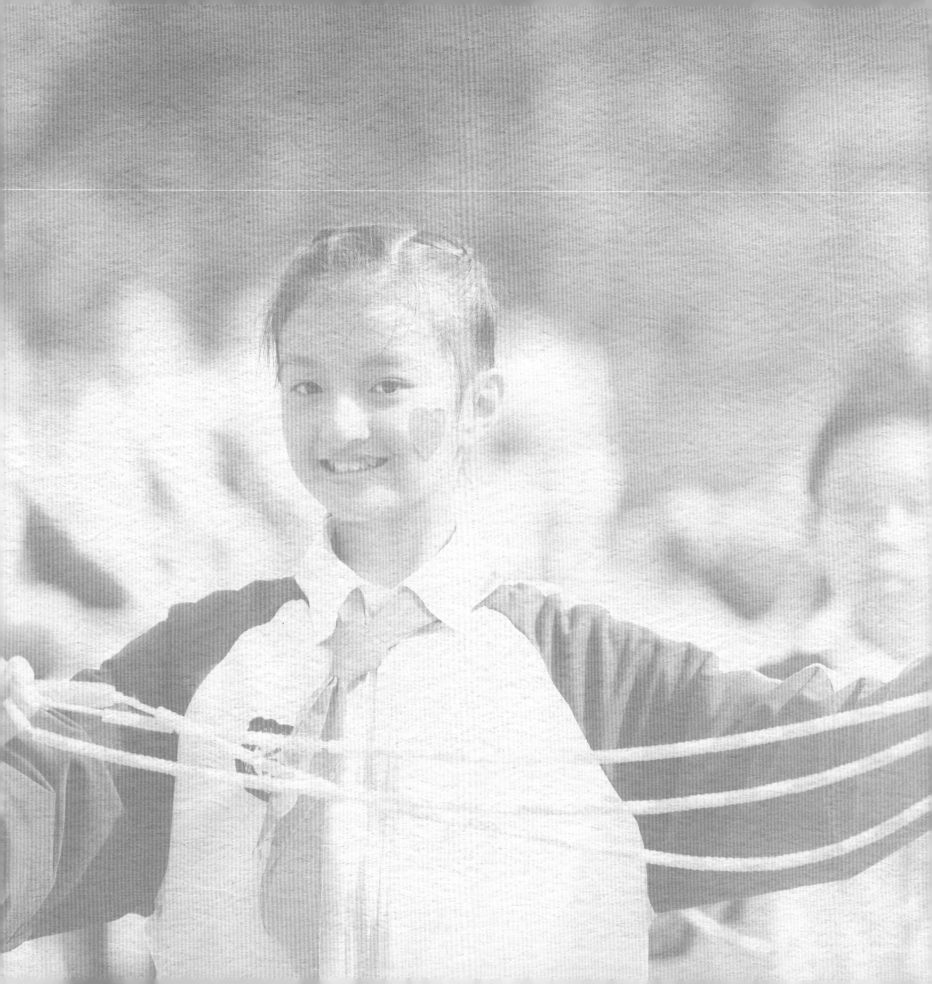

展望

回顾历史，70年来，爱国卫生运动一直是我国防控疫病的重要法宝。无论在革命、建设、改革开放各个历史阶段，还是在新时代实现中华民族伟大复兴进程中，爱国卫生运动都紧紧围绕党和政府的中心工作，把卫生工作深植于人民群众中，组织动员人民群众解决了生产生活中突出的卫生问题，形成了全体人民共建共享的生动局面。

爱国卫生运动是我国卫生健康事业发展的有力抓手。健康城市、健康细胞建设深入推进，社会健康综合治理能力和水平显著提高，群众健康素养和健康水平进一步提升，全方位、多层次爱国卫生运动整体联动新格局基本形成，健康中国建设向更高水平迈进。

站在"第二个一百年"奋斗目标的历史新起点上，重温70年来爱国卫生运动这一卫生发展史上的"国之瑰宝"，更加凸显党在新时代的使命担当，在党的坚强领导下，全国人民必将绘就最美的新时代爱国卫生运动新蓝图。

"十四五"期间，我们将坚持以习近平新时代中国特色社会主义思想为指导，以人民健康为中心，紧紧围绕"全面提高群众健康素养和全民健康水平"这一目标，着力完善公共卫生环境设施、改善城乡人居环境、普及文明健康绿色环保生活方式、推动爱国卫生工作从环境卫生治理向全面社会健康管理转变，切实提升人民群众的获得感、幸福感、安全感。

在新时代开展爱国卫生运动，更加注重丰富工作内涵，创新方式方法，聚焦关系人民健康的全局性、长期性问题，探索更加有效的社会动员方式，在服务和融入新发展格局上展现新作为。

"人民健康是社会文明进步的基础，是民族昌盛和国家富强的重要标志，也是广大人民群众的共同追求。"继续发扬爱国卫生运动优良传统，动员全社会群策群力、群防群治，优化健康服务、完善健康保障、普及健康生活、养成卫生习惯，推动"将健康融入所有政策"，助力健康中国建设，为实现"第二个一百年"奋斗目标、实现中华民族伟大复兴的中国梦打下坚实的健康基础。

1952—2022年
爱国卫生运动大事记

中共中央、政务院成立中央防疫委员会（后更名为中央爱国卫生运动委员会），领导全国人民发起爱国卫生运动。毛泽东同志题词："动员起来，讲究卫生，减少疾病，提高健康水平，粉碎敌人的细菌战争。"

1952年

中共中央发出毛泽东同志起草的《关于卫生工作的指示》，提出"以卫生为光荣，以不卫生为耻辱"口号。

1960年

国务院印发《关于大力开展爱国卫生运动的通知》，要求各地大力抓好饮食行业卫生管理，城乡搞好饮用水、垃圾和粪便管理，把竞赛、检查、评比等各种制度搞起来。

1977年

1958年

中共中央发出毛泽东同志起草的关于开展以除"四害"为中心的冬季爱国卫生运动的通知。同年，毛泽东同志视察浙江省杭州市小营巷的卫生工作。

1966－1976年

农村爱国卫生运动积极开展"两管五改"（管理饮水、管理粪便和改良水井、厕所、畜圈、炉灶、环境）。

1981年

国务院明确我国参加世界卫生组织发起的"国际饮水供应和环境卫生十年"活动，并由中央爱国卫生运动委员会负责。同年，中央爱国卫生运动委员会与全国总工会、共青团中央、全国妇联、中国文联等9个单位联合号召全国人民特别是青少年开展"五讲四美三热爱"活动。

第五届全国人大第五次会议通过并颁布《中华人民共和国宪法》，其中第二十一条中规定：国家开展群众性的卫生活动，保护人民健康。

1982年

劳动人事部同意建立中国农村给排水技术服务中心，为中央爱卫会直属事业单位。

1987年

国务院印发《关于加强爱国卫生工作的决定》，明确爱国卫生工作的基本方针和方法是：政府组织，地方负责，部门协调，群众动手，科学治理，社会监督。同年，全国爱卫会决定开展创建国家卫生城市工作。

1989年

1986年

国务院批准同意成立中国健康教育研究所，为中央爱国卫生运动委员会直属事业单位。

1988年

国务院明确中央爱国卫生运动委员会更名为全国爱国卫生运动委员会。

1990年

全国爱卫会命名第一个"国家卫生城市"山东省威海市。

全国爱卫会决定开展创建国家卫生乡镇（县城）工作。

1997年

全国爱卫会启动第二国务院同意，动第一轮全国城乡环境卫生整洁行动。

2010年

经国务院批准，全国爱卫会启动了第二轮全国城乡环境卫生整洁行动。

2015年

2003年

中央文明委、全国爱卫会联合印发通知，在抗击"非典"斗争中积极开展"讲文明、讲卫生、讲科学、树新风"活动。

2014年

国务院印发《关于进一步加强新时期爱国卫生工作的意见》，从创造促进健康的良好环境、提高群众文明卫生素质、推进社会卫生综合治理、提高爱国卫生工作水平等方面深入推进爱国卫生运动。

2016年

中共中央、国务院印发《"健康中国2030"规划纲要》，明确提出深入开展爱国卫生运动。同年，经国务院同意，全国爱卫会启动健康城镇建设。

在爱国卫生运动65周年暨全国爱国卫生工作座谈会上，确定新时期爱国卫生运动42字方针：以人民健康为中心，政府主导，跨部门协作，全社会动员，预防为主，群防群控，依法科学治理，全民共建共享。同年，世界卫生组织向中国政府颁发"社会健康治理杰出典范奖"，表彰爱国卫生运动取得的辉煌成就。

2017年

2019年

《中华人民共和国基本医疗卫生与健康促进法》颁布施行。其中，第七十二条规定：国家大力开展爱国卫生运动，鼓励和支持开展爱国卫生月等群众性卫生与健康活动，依靠和动员群众控制和消除健康危险因素，改善环境卫生状况，建设健康城市、健康村镇、健康社区。

国务院印发《关于深入开展爱国卫生运动的意见》，从完善公共卫生设施，改善城乡人居环境，开展健康知识科普，倡导文明健康绿色环保的生活方式，加强社会健康管理，协同推进健康中国建设，创新工作方式方法，提升科学管理水平等方面，全面推进爱国卫生运动向纵深开展。

2020年

2021年

全国爱卫会、中央文明委、健康中国行动推进委联合开展倡导文明健康绿色环保生活方式活动，围绕"讲文明、铸健康、守绿色、重环保"等内容，广泛动员群众切实履行自己健康第一责任，助力常态化疫情防控。

2022年是爱国卫生运动开展70周年。近年来，习近平总书记多次就深入开展爱国卫生运动作出重要指示、批示，要求"丰富爱国卫生工作内涵，创新方式方法，推动从环境卫生治理向全面社会健康管理转变，解决好关系人民健康的全局性、长期性问题"，为深入开展爱国卫生运动指明了方向。

2022年

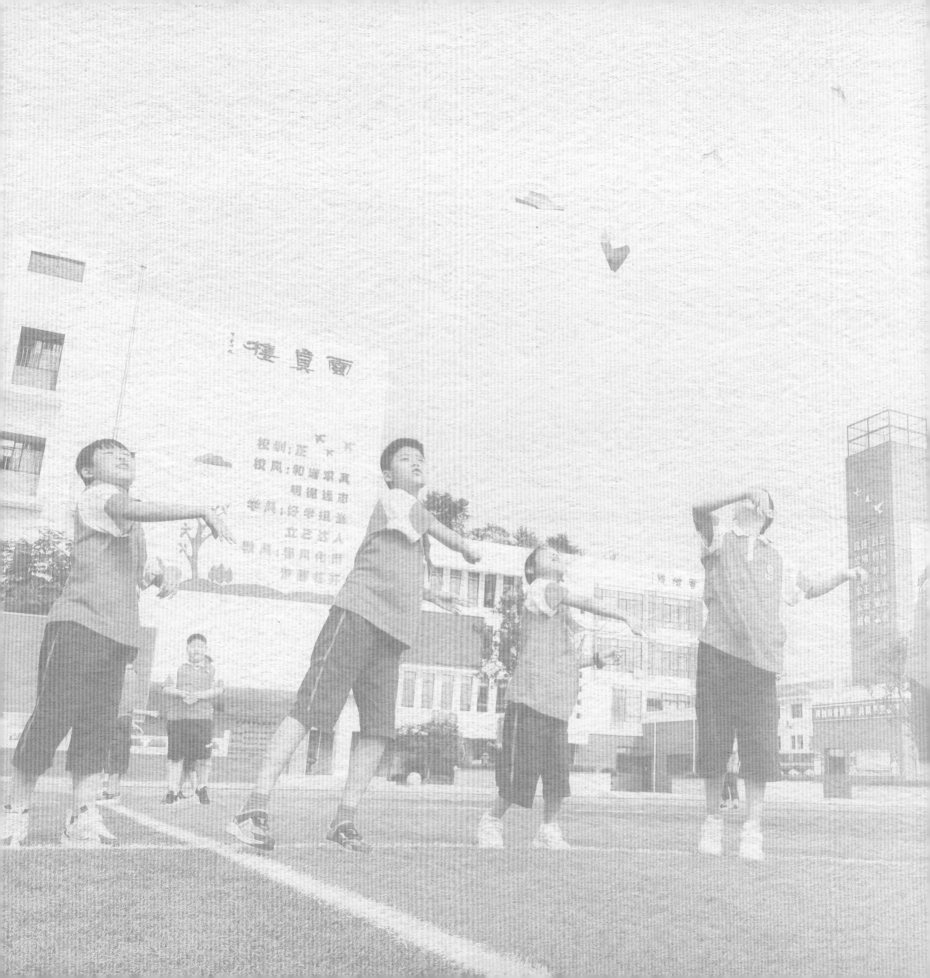

致 谢

在画册的编辑过程中，感谢各省、自治区、直辖市、新疆生产建设兵团爱卫办，新华社图片库，中国新闻图片社以及中国卫生画报社图片库等单位和个人提供了大量图片和资料。但由于画册反映的时间内容跨度大，编辑时间紧，书中难免存在不足，部分图片的作者因历史原因不能一一核实，如有疏漏之处敬请谅解，希望您提出宝贵意见。

在此，画册编委会向所有支持画册编辑出版的单位和个人一并表示衷心的感谢！

编写专家

李长宁 吴　敬 肖　砾 卢　永 雷党兴 杨玉凯

编辑

杨立英 刘继娟 张宏君 宁　艳 任楠林 李俊萱 王　伟 董璞玉

高亚娟 王夏玲 杨　硕 王高翔

设计

侯　铮

摄影

王　伟 陈　浩 张　丹 樊　迪 潘松刚 王燕松 张　杰 杨思懿

昌鸿恩 甄文华 范印舫 杨　民 靳　晶 付锡明 苏　鹰 韩　建

刘美德 李　亦 杨文琦 武轶农 魏　征 杨玉凯 张文娴 商　雅

代百先 徐　鸣